AF198095

Christopher Thiele

Einsichten erhöhen die Aussichten

Brevier für ein langes (lebenswertes) Leben

2. Auflage
überarbeitet

© 2019 Christopher Thiele

2. überarbeitete Auflage

Autor: Christopher Thiele, Heilpraktiker
mit eigener Praxis und Heilpraktikerschule,
Autor mehrerer medizinischer Fachbücher
Umschlaggestaltung: Melvyn Winker und Christopher Thiele
Lektorat: Beate Lütjohann und Margitta Schunke
Verlag & Druck: tredition GmbH, Halenreie 40 – 44, 22359 Hamburg
ISBN:
978-3-7497-8692-3 (Paperback)
978-3-7497-8694-7 (e-Book)

Bibliografische Information der

Deutschen Nationalbibliothek:
Die Deutsche Nationalbibliothek verzeichnet diese Publikation in der Deutschen Nationalbibliografie; detaillierte bibliografische Daten sind im Internet über http://dnb.d-nb.de abrufbar.

Danksagung

Ich danke meinem Sohn Melvyn Winker für seine Unterstützung als Computertüftler und Bildbearbeiter, meiner Frau Uschi und meiner Mutter Valerie für ihre Mithilfe und Lektorat.

Dank gilt auch meinem „Wahlbruder" Jörg Neuhäusler für seine Unterstützung bei den Recherchen;

HP Anja Kuttruff-Bäurer für die Homöopathie-Auflistung, HP Bettina Westhoff, die mir ihr Referat über die Milch zur Verfügung gestellt hat und Dr. Heinz Reinwald für seine tollen Informationen zur Ernährung u.v.m.

Ich danke meinen Freunden /-innen HP Uschi Sauter-Müller, HP und Europasekretärin Beate Lütjohann und Margitta Schunke für Lektorat und wertvolle Hinweise.

Und wir sollten nie vergessen, Dank „nach oben" zu schicken, für die wunderbare Möglichkeit, uns selbst und anderen zu helfen.

Hinweis

Alle Angaben in diesem Buch wurden nach bestem Wissen erstellt, erfolgen jedoch ohne Verpflichtung oder Haftung des Autors und des Herausgebers. Die gegebenen Hinweise und Empfehlungen können bei schweren Erkrankungen den Heilpraktiker oder Arzt nicht ersetzen.

Das Leben ist Wandel – auch das des Autors.

Manches, was ich gestern noch missachtet oder nicht wahrgenommen habe, ist heute wichtig für mich.

So lasse ich mich auch gerne belehren, wachse selbst, freue mich auf regen Austausch und werde hoffentlich in einer folgenden Auflage neue Erkenntnisse und Einsichten haben und mit Euch[1] teilen.

Möge dieses Buch allen Beteiligten Freude, Erkenntnis und Wachstum bringen.

---

[1] Da ich mit vielen meiner Patienten und Schüler (der ersten Zielgruppe) „auf Du" bin, möchte ich dieses Buch auch „auf Du" schreiben. Alle „Sie´s" mögen es mir nachsehen.

Ernährungs-Grundlagen

1. Täglich mind. 2 Liter trinken. (30 ml / kg Gewicht)
   Das beste Lösungsmittel des Körpers ist Wasser.
   Ohne KohlenSÄURE, Zucker etc.
2. Während der Mahlzeiten nicht trinken,
   denn es verdünnt die Verdauungssäfte.
3. Den Anteil basischer Lebensmittel erhöhen:
   Obst, Gemüse, Salat auf möglichst über 50 %
   und (wieder) Natron (Natriumbicarbonat) verwenden
4. Natürliches Salz, wie Kristall-, Himalaya-, Stein- oder
   Meersalz verwenden. Es hat mehr Inhaltsstoffe als
   das aggressive Natrium-Chlorid.„Tafel- oder Speise-
   salz"
5. Butter statt Margarine
6. Möglichst wenig abgepackte Nahrungsmittel
   (lieber Lebensmittel)
7. Keine Mikrowelle verwenden
8. „Gut gekaut ist halb verdaut". Nur im Mund
   haben wir die Mahlwerkzeuge Zähne.
9. Bewusst essen: Sich auf die Nahrungsaufnahme
   freuen, mit Genuss essen. Nicht diskutieren, fernsehen, streiten   - Vielleicht hilft ein Tischgebet oder
   ein kurzes Innehalten.
10. Milch ist eher was für Babys (meist nur für Babys)

Nicht alles so eng sehen : Du kannst Dich auch bewusst
entscheiden, heute mal zu „sündigen".

„Man nimmt nicht zu zwischen Weihnachten und Neujahr, sondern zwischen Neujahr und Weihnachten"

geschlafen, gespielt, geredet, geschwommen, gerannt, nur fressen tun wir nicht, weil unser Körper, der Nahrung braucht, auf der Erde geblieben ist. Hier ist die Kopie unseres Körpers, die ein bisschen anders gebaut ist, als es der Körper auf der Erde war." Lancelot stupst Picolina sanft an.

Mittlerweile haben sich viele Hunde am See eingefunden, sie schauen auf die Erde, jeder zu seinem früheren Besitzer, wenn er denn einen hatte. Manche Hunde hatten nie ein Zuhause auf der Erde, sie haben im Tierheim oder auf der Straße gelebt.

Diese Hunde beobachten ihr Tierheim oder ihre Straße. Es ist ganz still im Hundehimmel, das ist es immer um diese Zeit. Damit die Hunde nicht ständig auf die Erde schauen, hat der Boss eine bestimmte Zeit dafür eingeführt. Jeder Hund kann, zwei Stunden auf die Erde sehen.

Picolina kann lange nicht einschlafen, sie denkt an ihr weinendes Frauchen und an Desi, mit der sie über 12 Jahre zusammen war. Picolina hätte nicht gedacht, dass Desi so richtig traurig ist, sie hat sie, die Picolina wohl mehr gemocht, als Picolina dachte. Typisch Sternzeichen Steinbock, denkt Picolina, voller Gefühle, aber bloß keine zeigen. Also dass mit dem Steinbock hat Frauchen mal gesagt, aber Frauchen hatte fast immer recht.

2

Es ist Versammlungstag. Alle Hunde setzen sich zusammen und immer einer von ihnen erzählt seine Geschichte. Da es so viele Hunde gibt, ist noch niemals dieselbe Geschichte erzählt worden.

Tapsi, ein mittelgroßer schwarzer Pudel, der schon lange im Hundehimmel ist und sich immer geweigert hat, seine Geschichte zu erzählen, ändert heute seine Meinung. Picolinas Frauchen ist die Tochter seiner Besitzer und um Picolina zu trösten erzählt er heute seine Geschichte.

„Mein Frauchen und mein Herrchen holten mich aus Berlin, aus Ostberlin, denn damals gab es noch die DDR. Das weiß ich, weil sich meine neuen Besitzer, also eigentlich habe ich das anders herum gesehen, sie waren mein Besitz, während der langen Autofahrt darüber unterhalten haben. Aus den Erzählungen der Hunde, die noch nicht so lange hier sind, weiß ich, dass es eine Wiedervereinigung gab, was bedeutet, dass es keine DDR mehr gibt. Ich erinnere mich, dass wir ständig kontrolliert wurden, Papiere mussten heraus gegeben werden, der Kofferraum wurde geöffnet und lange Erklärungen abgegeben. Ich spürte förmlich die Bedenken, gleichzeitig auch die Wut der Menschen, die mich gekauft haben. Frauchen sagte, sie hätte eben einen schwarzen mittelgroßen Pudel gewollt und den hätte es damals nur dort gegeben. Da war ich sehr stolz, immerhin sind sie weit gefahren und haben die Schikanen der Männer in Uniform ertragen, nur um mich zu holen.

Sie gaben mir einen Namen, Tapsi, ein schönes zu Hause, ein Tochter, die mich innig liebte und eine wundervolle Freiheit. In meiner neuen Heimat fuhren wenige Autos durch die kleine Stadt und so ging ich jeden Tag nach dem Frühstück mit anschließender Fellpflege, die auf einem Hocker in der Küche stattfand, meiner Wege. Das morgendlich Bürsten und das Anlegen eines Glöckchens war mir sehr wichtig, einmal hat das Kindermädchen der Tochter es vergessen und so saß ich eine Stunde in der Küche und wartete bis Frauchen plötzlich hereinkam und fragte, warum ich noch hier sei, sie fragte das Kindermädchen und da fiel es beiden ein, ich war noch nicht gebürstet.

Ich durchstreifte die Gegend, lernte die Hunde und die meisten Menschen kennen. Pünktlich zum Mittagessen war ich wieder da. Meine Familie besaß viele Häuser, in denen hielten sich für einen festgesetzten Zeitraum fremde Menschen auf, die krank waren oder nicht krank werden wollten. Ich ging oft mit in diese Häuser, kannte jeden Winkel und alle, die dort arbeiteten. Am liebsten war ich in der großen Küche, obwohl ich dort nicht sein durfte. Der Koch, der auch mein Fressen zubereitete, liebte mich und steckte mir, trotz striktem Verbot seitens meines Frauchens, immer etwas Leckeres zu.

Nach dem Mittagessen machte ich ein kurzes Schläfchen, danach zog ich wieder los, meistens bis zum Abendessen. Die gemeinsamen Essen waren bei uns sehr wichtig, weil sich nur dann die Familie ungestört sehen und unterhalten konnte.

Wenn mein Frauchen und mein Herrchen abends ausgingen, dann durfte ich im Zimmer der Tochter schlafen, sonst besaß ich ein Körbchen in der Küche.

Eines Tages geriet meine heile Welt ins Wanken, die Tochter musste in ein Internat, da soll der Unterricht besser sein, behauptete mein Frauchen. Weder die Tochter noch ich glaubten ihr das. Die Tochter wollte da nicht hin und ich wollte das auch nicht. Jetzt war ich abends manchmal alleine, da ich aber schon ein erwachsener Hund war, fürchtete ich mich nicht mehr.

Was ich überhaupt nicht mochte, waren gepackte Koffer, dann wusste ich, das Frauchen und Herrchen eine weite Reise unternahm und ich bei der Hausdame bleiben musste. Ich bin ja ein kluger Pudel, deshalb fiel mir nach langem Nachdenken ein Trick ein, um diese Reisen zu verhindern. Sobald ich die gepackten Koffer sah, begann ich zu hinken und zu winseln. Wie vorausgesehen holte Frauchen sofort den Tierarzt, der mich gründlich untersuchte, aber nichts fand, wie denn auch! Meine Besitzer waren so besorgt, dass sie die Reise ins

Wasser fallen ließen und ich hatte gewonnen. Das klappte leider nur einmal, das nächste al sagte der Tierarzt zu Frauchen, sie solle die Koffer wieder auspacken. Frauchen fand das zwar lästig, aber sie tat es, sofort war ich gesund und hinkte nicht mehr.

Ertappt!!

So ein Mist.

Bevor die Tochter ins Internat kam, fand sie eine kleine Katze, die wohl niemandem gehörte. Dieses tierliebende Mädchen nahm die Katze mit nach Hause, nannte sie Sissi und ließ sie mit mir in den Küche schlafen. Sissi wurde meine Freundin, die leider eines Tages spurlos verschwand, vielleicht hat sie einen netten Kater gefunden. Bei meinen Streifzügen begegnete ich auch manchmal netten Hundedamen und man sagte mir nach, ich hätte mich reichlich vermehrt.

Dann gab es Lorle, ein weißer Angora Hase, der jeden Morgen eine Möhre bekam, aus Furcht, er könne mehr bekommen als ich, denn ich war ein egoistischer Hund aus Überzeugung, begleitete ich Frauchen morgens und saß so lange vor dem Hasenstall, bis ich auch eine Möhre in der Schnauze hatte. Die haben mir nicht wirklich geschmeckt, aber was tut man nicht alles, um an 1. Stelle zu stehen.

Einmal im Monat fuhr ich mit Frauchen und einem Chauffeur in die nächste Großstadt zum Hundefriseur, wenn wir zurück kamen war ich bildschön und Frauchen hatte wieder viele neue Kleider, die sie so liebte.

Frauchen und Herrchen hatten manchmal Streit, das merkte ich daran, dass sie beim Frühstück nicht miteinander sprachen. Da ich beim Frühstück immer auf der Eckbank saß und auf meine Wurst wartete, schaute ich erst Frauchen und dann Herrchen und dann wieder Frauchen und Herrchen usw. an, bis beide lachten, weil sie meinten ich würde voller Unverständnis über das Schweigen, den Kopf schütteln.

Als Herrchen und Frauchen mal wieder auf Reisen waren und die Tochter Ferien hatte, ging sie mit mir über eine große Wiese mit so eigenartigen braunen Haufen spazieren. Da ich ja eh den ganzen Tag alleine unterwegs war, ging selten jemand mit mir Gassi und ich hielt mich meistens in der Stadt auf. Diese braunen Haufen rochen gut, ich wollte auch so riechen!! Bevor die Tochter es verhindern konnte, wälzte ich mich voller Vergnügen und fühlte ich großartig. Wäre ja alles nicht so schlimm gewesen, wenn Frauchen und Herrchen nicht an diesem Abend wieder gekommen wären. Die Tochter musste erst lachen und dann weinen, denn die Haufen hatten Kühe hinterlassen und Menschen fanden den Geruch wohl nicht so toll. Ich wurde in die Badewanne gesteckt, mit allen möglichen Seifen und Schäumen geschrubbt, es half alles nichts, ich roch immer noch, die Tochter sagte, ich stinke. Kurz entschlossen griff sie zur Parfümflasche und nun stank ich wirklich, konnte mich selbst kaum ertragen. Frauchen war noch nicht richtig im Haus da rief sie schon, was hast du gemacht, ist dir meine Parfümflasche herunter gefallen? Es blieb der Tochter nichts anderes übrig, als die Geschichte zu erzählen und was glaubt ihr hat mein Frauchen, die Tochter aus gutem Hause mit einem Hang zum Luxus, zum Schönen und zu allem was Adelig ist, gesagte „das macht mein Hund nicht", sie war völlig entsetzt, dass ich ihr Pudel, der auch adelig war, sich in Kuhscheiße wälzt. Also so sehr ich mein Frauchen liebte, aber manchmal hat sie gesponnen.

Wenn die Tochter Geburtstag hatte, durfte ich mit in das Internat, dort haben mich alle gestreichelt und mir Süßigkeiten gegeben. Eigentlich mochte ich nichts Süßes, ich stand auf Roastbeef mit Remouladensoße.

An Weihnachten waren wir oft bei den Eltern meines Herrchens, die im gleichen Ort wohnten. Einmal hatten sie vergessen mich aus dem Wohnzimmer zu scheuchen, in dem schon der geschmückte Baum, die Geschenke und der gedeckte Tisch standen. Es roch so gut, ich konnte wirklich nichts dagegen tun und so sprang ich auf einen Stuhl und bediente mich und Mobbi, der unten stand und den Großeltern der Tochter gehörte. Erinnerst du dich daran, Mobbi? Als den anderen einfiel, dass wir noch im Wohnzimmer waren, hatten wir das ganze kalte Roastbeef verschlungen. Wir hatten liebe Besitzer, sie lachten, gaben sich selbst die Schuld und aßen am Weihnachtsabend alles, was es sonst noch gab, halt kein Roastbeef.

Irgendwann merkte ich, dass ich alt wurde, ich blieb mehr zu Hause hatte Schmerzen, der Tierarzt sagte, ich hätte was mit den Nieren. Als ich dann eines Tages nicht mehr die steile Treppe zum Haus hoch gehe konnte, ist Herrchen mit mir das letzte Mal zum Tierarzt gefahren.

Ich habe später von hier oben aus gesehen, dass die Tochter, die zu diesem Zeitpunkt nicht da war, sehr geweint hat. Mein Herrchen und mein Frauchen hatten nach mir keinen Hund mehr, ich war halt einzigartig.

In den Jahren, in denen ich durch das Loch auf die Erde schaute musste ich sehen, dass mein Herrchen gestorben, das Unternehmen in Konkurs geraten ist und sich mein Frauchen das Leben genommen hat. Die Tochter geriet auch in diesen schrecklichen Strudel des wirtschaftlichen Bankrottes und der Tod der Mutter hat sie tief getroffen. In dieser Zeit habt ihr Picolina und Desi ihr den Halt und den Mut gegeben weiter zu leben."

3

„Picolina, du musst den Boss kennenlernen." Benji schüttelt sich gewichtig und zeigt Picolina den Weg.

„Willkommen Picolina. Viele Menschen auf Erden denken, ich weiß alles. Das stimmt nicht, dass haben einige erfunden, damit der Rest der Menschheit immer ein schlechtes Gewissen hat, weil sie sich beobachtet fühlen. Also, wie fühlst du dich?" fragt der Boss.

„Ich bin noch traurig." Das ist alles, was Picolina antworten kann.

„Ich bin auch traurig, bin ich immer, wenn ein Hund die Erde und seine geliebten Menschen verlassen muss. Manche Hunde hatten kein schönes Leben, dann bin ich eher froh, dass sie in den Hundehimmel kommen.

Wenn ich auch nicht allwissend bin, weiß ich aber, dass du ein schönes Hundeleben hattest."

„Das stimmt, Frauchen vermisst mich so sehr, sie weint, darüber bin ich traurig".

„Als ich gestorben bin, hat Frauchen auch so geweint. Sie hatte aber dich und Desi noch, das hat ihr geholfen."

„Benji", sagt der Boss, „du meinst es ja gut, aber das hilft der Picolina ja mal überhaupt nicht."

„Sorry, musste nur gerade daran denken", Benji sagt halt immer, was ihm gerade durch den Kopf geht.

„Picolina, du kannst lernen, deinem Frauchen zu helfen. Benji ist zwar ein alter Krauterer, aber helfen kann er prima. Er wird dir zeigen, wie das funktioniert." Der Boss verabschiedet sich und Benji stupst die Picolina an „los, wir beginnen mit dem Unterricht."

„Wenn du durch das Loch auf die Erde schaust und dein Frauchen siehst musst du so fest du nur kannst, an einen schönen Moment mit ihr denken. Dieser Gedanke fliegt zu deinem Frauchen und zaubert ein Lächeln auf ihr Gesicht.

Das hört sich einfach an, ist es aber nicht, du wirst viel üben müssen", so beginnt Benji die 1. Lehrstunde.

„He Picolina, komm mit, wir rennen zum Würstchenberg, dort hängen viele Würstchen an den Bäumen, die wir herunterholen und dann für die Hunde dort unten auf die Erde werfen. Das ist lustig. Es geht aber nur, wenn es Nacht ist auf der Erde, damit die Menschen es nicht sehen." Milano wedelt heftig mit dem Schwanz, damit Picolina erkennt, wie wichtig das ist.

„Na gut, Picolina, dann gehe mit Milano, wir machen später weiter mit dem Unterricht." Benji ist, entgegen seiner sonstigen Art, verständnisvoll.

4

Der Würstchenberg ist 2´500 Meter hoch, die Baumgrenze liegt bei 1´700 Metern. Diesmal ist Milano schneller oben, er kennt halt den Weg. Viele Hunde sind schon da, die meisten kennt Picolina noch nicht.

„Hallo Milano, wen bringst du da mit?", fragt Mobbi ein dunkler struppiger Dackelverschnitt.

„Das ist Picolina, meine Freundin, sie ist noch nicht lange hier."

„Prima, die kann mir wenigstens nicht die niedrig hängenden Würstchen wegschnappen, die ist groß genug für die da ganz oben." Mobbi ist sehr zufrieden mit der Neuen.

„Da ist ja auch der Boss", bemerkt Picolina sehr erstaunt.

„Klar, der ist oft hier, der Boss will auch seinen Spaß haben", erklärt Mobbi.

„Okay, es ist 4 Uhr auf der Erde, wir können anfangen", der Boss gibt das Startzeichen. Alle Hunde rennen und springen zu den Bäumen, schnappen eine Wurst und lassen sie in das große Loch fallen. Ein wildes Durcheinander beginnt, jeder will mehr Würstchen holen als die anderen. Nach einer Stunde macht der Boss Schluss und nun schauen die Hunde durch das Loch auf die Erde. Die Hunde dort wissen um das Geheimnis des nächtlichen

Würstchenregens und schlagen sich die Bäuche voll. Es sind die herrenlosen Streuner, die anderen Hunde sind in ihren Körbchen, auf ihren Decken, auf den Sofas oder auf dem Bett ihrer Besitzer.

5

Wieder ist ein Monat vergangen und heute erzählt Benji seine Lebensgeschichte.

„Ich hatte schon viele verschiedene Namen, Purzel, Willi, Muckefuck, der blödeste Name von der blödesten Familie und Benji. Daran seht ihr, dass ich bei vier unterschiedlichen Menschen war.

Die erste Familie hat mich von meiner Mutter abgeholt und in ein kleines Haus verschleppt. Sie haben mich für ihre Kinder gekauft, so kleine Menschen, die mich gestreichelt, später an meinem Fell gerissen, auf meinen Kopf gehauen und mich getreten haben. Irgendwann war mir das zu viel, ich habe eines der drei Kinder in die Hand gebissen, aber so richtig, denn wenn schon, dann richtig. Ist jedenfalls mein Motto.

Klar, ich wurde wieder zu meinem Züchter gebracht und dort lebte ich ganz gemütlich ohne Kinder, bis wieder eine Familie kam.

Einige Jahre ging das ganz gut, denn die Menschen hatten keine Kinder. Ich habe ihnen Stöckchen werfen beigebracht und das haben sie dann jeden Tag auf einer Wiese mit mir gemacht. Das Fressen war so lala, immer Trockenfutter, aber ich hatte ein eigenes Körbchen und die beiden Menschen waren nett zu mir. Für mich völlig überraschend waren meine beiden Menschen plötzlich nicht mehr da und ich wieder beim Züchter, der hat zu mir gesagt, ich wäre ein Unglückswurm, denn beide Menschen seien bei einem Autounfall gestorben.

Wie gehabt wohnte ich bei dem Züchter für zwei Jahre, dann tauchte die dritte Familie auf. Der Züchter hat wohl nichts kapiert, er warnte die Familie nicht vor mir. Zugegeben ich sehe aus wie ein Schmusehund, aber das bin ich überhaupt nicht. Wieder Kinder aber die waren nicht mehr so klein, dafür nicht minder gemein.

Wenn die Eltern weg waren, haben sie mich geschlagen und in ein Zimmer eingesperrt, dort hatte ich weder Fressen noch Wasser. Trotzdem musste ich mal dringend. Die Eltern kamen zurück und ich bekam wieder Schläge. Eines Tages wollte mir eines dieser scheußlichen Kinder eine Zecke entfernen und kam mir gerade nahe genug, damit ich ihm heftig in die Nase beißen konnte.

Was soll ich lange erzählen, Fazit: Züchter, der mich nun auch nicht mehr sehen konnte und mich zu einer Frau brachte, die ungeliebte und verstoßene Tier aufnimmt. Also so nett sich das anhört, die Frau war alles andere als nett, hat ständig herum gemeckert und war immer schlechter Laune. Immerhin gab es Fressen und keine Schläge. Zu diesem Zeitpunkt war ich 10 Jahre und hatte keine Hoffnung mehr auf ein geeignetes Frauchen oder Herrchen.

Eines Tages kam eine Frau in die Küche, sie suchte einen Bobtail in Klein, keine Ahnung wa-

rum, aber beide Menschen meinten, ich sähe aus
wie ein kleiner Bobtail. Ich hatte es längst aufgegeben, die Menschen zu verstehen, ich wusste nur
genau, wohin man so beißen muss, das es richtig
weh tut.

Die Frau kam rein und ich habe mich sofort in
sie verliebt. Sie kam mit einem Mann und ich hoff-
te sehr, dass es nicht ihr Mann war, ich wollte ihr
Hundemann sein und keine fremden Götter neben
mir haben. Unser erster Spaziergang verlief zu
meiner vollsten Zufriedenheit. Frauchen, sie hieß
Caroline, kapierte sehr schnell, dass ich nur eine
Leidenschaft hatte, nämlich Stöckchen werfen,
holen, werfen, holen usw. Sie sagte damals etwas,
was ich zunächst nicht ernst genommen habe.

„Dieser Hund ist es überhaupt nicht gewohnt
spazieren zu gehen, der will an einer Stelle nur
Stöckchen holen. Das muss sich ändern."

Caroline nahm mich mit. Ich kam in eine Wohnung ohne Kinder, mit Garten und einem Körbchen, sie kochte für mich. Also wenn das nicht das
ideale Frauchen ist. Ich beschloss dort zu bleiben,
komme was wolle. Langsam verstand ich, was
Frauchen unter spazieren gehen verstand. Stundenlang sind wir durch die Gegend gelaufen, wobei
Frauchen sich gerne verlaufen hat und mein Orientierungssinn war auch nicht der beste.

Einmal waren wir 5 Stunden unterwegs, da
konnte selbst Frauchen nicht mehr, hat ein Taxi
angerufen und wir sind nach Hause gefahren wor-

den, was sie aber nicht davon abhielt am nächsten Tag wieder mit mir los zu marschieren und Stöckchen zu werfen.

Meine Kondition wurde richtig gut, ich konnte so gar mit einem Wildschwein kämpfen. Das war so: ich ging mit Frauchen im Wald spazieren und suchte mein Stöckchen im Gebüsch, da stand plötzlich ein Wildschwein vor mir, also ich wusste damals nicht, dass es ein Wildschwein war, dachte es wäre ein komisch aussehender Hund mit so stacheligem Fell, bellte das Etwas an, sträubte meine Haare, damit ich bedrohlicher wirkte, bleckte die Zähne und war startklar. Das Tier war feige und rannte weg, aber nicht weit, kam zurück und stieß mich beinahe um. So kämpften wir einige Minuten. Irgendwann verloren wir die Lust und jeder ging seiner Wege.

Frauchen stand die ganze Zeit dabei und machte das, was sie immer tat, wenn sie Angst hatte, sie brüllte mich an. Als alles vorbei war, hat sie mich in den Arm genommen und gesagt, ich sei ein ganz toller Hund, aber mit einem Wildschwein sollte ich mich besser nicht anlegen, ich hätte Glück gehabt, weil es ein Wildschweinjunges gewesen wäre. Mein Selbstbewusstsein hat darunter kurzfristig ein bisschen gelitten.

Leider musste ich manchmal, Frauchen sagte, sehr oft, bellen, vor allem dann, wenn sie nicht da war. Ich hatte es mir zur Aufgabe gemacht, meine Caroline und meine Wohnung zu beschützen, hörte ich etwas im Treppenhaus oder vor dem Garten, sah ich mich gezwungen laut zu bellen, ist doch verständlich. Besucher mochte ich auch nicht, die habe ich an der Tür abgefangen und wenn möglich sofort ins Bein gebissen.

Der Versuch, mich mittels Kastration zu ändern, lief schief, deshalb schleppte Frauchen mich in eine Hundeschule. Leider verstehen die Menschen unsere Sprache nicht, so konnte ich ihr nicht sagen, dass das völlig überflüssig ist, denn ich war schon in einer Hundeschule und konnte alles, wenn ich wollte. Frauchen meinte es wirklich gut mit mir, wir fuhren mit dem Auto ganz lange und landeten in einem Hof mit mehreren Häusern. Ich habe ein Telefongespräch mit bekommen, da sagte Frauchen „ hoffentlich sind nicht viele Hunde da und wenig Menschen, denn der Benji beißt jeden."

Also so kann man das nicht sagen, fand zumindest ich. Der Trainer kam auf mich zu, ich knurrte und zielte mit meinen Zähnen auf seine Beine, da wurde ich plötzlich an der Leine auf Augenhöhe hochgezogen „ Du kannst beißen, wenn du willst, aber mich nicht. Das Beißen werde ich dir hier abgewöhnen." Wieder auf dem Boden, war ich völlig verwirrt, hatte aber großen Respekt.

Frauchens Wunsch ging in Erfüllung, es waren nur zwei Hunde und zwei Menschen dort. Die Hunde hießen Strolchi und Meiki, die Menschen Franziska und ihr Sohn Jannik. Mein Frauchen ist bis heute mit Franziska befreundet und ich habe viele Urlaube mit Strolchi und Meiki verbracht.

Den meisten Stress in dieser Hundeschule hatte Frauchen, sie schwebte in der ständigen Angst, dass ich einen Menschen oder einen Hund beißen könnte. Den Trainer hätte ich gerne gebissen, gehindert hat mich nur die Aktion mit dem an der Leine hochziehen, brauchte ich nicht noch einmal.

An einem Tag mussten wir auf einem großen Rummelplatz ohne Leine zwischen vielen Leuten laufen. Ging alles gut, bis plötzlich ein kleiner Kläffer hinter so einer Bude hervor schoss, da schrie mein Frauchen auf und ich war startklar sie zu verteidigen.

Später sagte der Trainer zu Frauchen, dass ihr Verhalten, ihre Angst, meinen Beschützerinstinkt wachruft und dann würde ich, um sie zu schützen, beißen. So unsympathisch mir der Trainer auch war, da hatte er Recht. Frauchen kapierte das. Sie baute langsam diese Angst ab und wir haben viel harmonischer zusammen gelebt, obwohl ich immer noch gebissen habe, aber eben nicht mehr so oft.

Zum Abschluss der Hundeschule mussten Frauchen und ich eine Prüfung ablegen. Neben anderen überflüssigen Übungen, sollte ich mich niederlegen und liegen bleiben, während Frauchen weggeht, so dass ich sie nicht mehr sehen kann. Bei der Überreichung der Urkunde, erzählte mein Frauchen dem Trainer, dass bei dieser Übung ein Mann mit einem Hund daher kam und den hat sie gebeten, einen anderen Weg zu nehmen, weil sie gerade Prüfung macht und nicht weiß, was ihr Hund tut, wenn er seinen Hund sieht. Es war ein netter Mann, er hat das verstanden. Mein Frauchen meinte es gut, aber ich hatte diese Übung schon zweimal gemacht und wäre eh liegen geblieben, konnte sie aber nicht wissen.

Frauchen wollte unbedingt mit einer Freundin nach Florida fliegen und konnte mich aus irgendwelchen Gründen nicht mitnehmen. Sie suchte eine Hundepension, dort ließ sie mich probeweise jeden Tag einige Stunden, damit ich mich daran gewöhne. Ich war sehr brav, damit sie sieht, dass sie mich doch mitnehmen kann. Irren ist nicht nur menschlich, mein Frauchen verstand mein gutes Benehmen völlig falsch, sie dachte, mir gefällt es da. Den Teufel hat es getan, die zwei Frauen gingen mir tierisch auf die Nerven und die anderen Hunde waren mir so was von egal. Zwei Tage vor Frauchens Abflug kapierte ich endlich, dass mein Verhalten das Gegenteil von dem auslöste, was ich wollte. Die Inhaberin der Tierpension rief Frauchen an und sagte, sie solle sofort diesen bellenden Hund abholen, die ganze Nachbarschaft beschwere sich, sie könne unmöglich den Benji für eine Woche behalten. Frauchen holte mich ab und brachte mich zu einer anderen Freundin, dort habe ich mich auch nicht wohlgefühlt, weil die ein bisschen wirr im Kopf war und ständig andere Liebhaber hatte, die irgendwann die Flucht ergriffen und sie dann heulend im Haus herum rannte, aber es war besser als in dieser Hundepension.

Frauchen traf bei einem Spaziergang die Vanessa mit Victor und Bruno. Vanessa war o.k., der Victor ein riesiger Barsoi, mit dem ich mich nicht anlegen wollte und Bruno, ein kleiner Yorkshire Terrier, der mich wissen ließ, dass Victor mich gnadenlos zu Tode schütteln würde, wenn ich ihm Bruno auch nur ein Haar krümme. So weit ich mich erinnern kann, habe ich beide nicht gebissen. Victor und Bruno sind auch hier, Victor wurde von fiesen gemeinen Menschen vergiftet.

Problematisch wurde mein Leben, als Frauchen in ein großes Haus mit Garten umzog. Ich wollte in meiner Wohnung bleiben und habe es in der neuen Umgebung meistens vorgezogen im Auto zu übernachten, seitdem bin ich Frauchens Auto Hund. Caroline hatte damals einen Onlineshop mit vielen Mitarbeitern und es machte richtig Spaß, wenn diese schnell die Treppe hoch rannten, sobald ich im Hof war. Es hatte sich natürlich herumgesprochen, dass ich ein Waden- und Handbeißer bin.

Noch schwieriger wurde mein Leben, als Frauchen sich ausgerechnet in einen Mann verliebte, der einen Malamut namens Lancelot hatte.

So ein fieser großer Angeber, dem ich gehörig die Meinung bellte. Da war Picolina, die Windhündin, schon bei uns. Ich fand einen zusätzlichen Hund zwar völlig überflüssig, aber Picolina war ein Mädchen und somit tolerierte ich sie. Einmal ist sie vom Sofa, auf mich gefallen, da habe ich vor Schreck zugebissen, was mir echt Leid tat. Die Narbe ist geblieben aber Picolina hat mir verziehen. Als dann Desi, auch eine Windhundedame, zu uns kam, war mir das schon egal. Schließlich bin ich ein Hütehund und so konnte ich meine beiden Mädels bewachen.

Den Lancelot habe ich nie gebissen, habe mich nicht getraut, aber sein Herrchen biss ich einmal in den Finger, da war das Geschrei groß, so eine Memme, Caroline hat ihm doch gesagt, er soll mich nicht anfassen. Wenn Frauchen auf mich hätte hören können, dann wäre ihr mit diesem Mann viel Leid erspart geblieben.

Irgendwann beschloss Frauchen nach Österreich zu ziehen, warum, habe ich nie verstanden. Dort wollte ich dann endgültig nicht mehr im Haus wohnen, Frauchen hat mir ein altes Auto besorgt und da bin ich eingezogen.

Manchmal kam der Mann mit dem blöden Lancelot zu Besuch, das war Stress pur. Der Lancelot ist dann nach einem Jahr plötzlich gestorben, also mir hat er nicht gefehlt. In Österreich hatte ich meistens ein gutes Leben, Frauchen ist oft mit mir alleine spazieren gegangen, weil ich nicht mehr so schnell laufen konnte und mehr als einmal hat sie mich aus dem Wasser geholt, ich liebe Wasser, nur heraus bin ich nicht mehr so gut gekommen.

Der Mann, Herrchen von Lancelot, hat mir eine Hundehütte gebaut, hätte ich dem faulen Typ nicht zugetraut, in die bin auch gerne eingezogen. Am 15.11. 2004 war mein Hundeleben nach 16 Jahren, vier Monaten und 5 Tagen zu Ende, Frauchen wusste das und hat mich ganz sanft einschläfern lassen.

Ich bewache seit dem mein geliebtes Frauchen vom Hundehimmel aus und sie hat auch endlich diesen Mann verlassen. Das ist meine Geschichte und ich bin sehr glücklich, dass ich nach so vielen schlechten Jahren ein solches Frauchen gefunden habe, die mir, trotz meiner Bellerei und Beißerei, eines Tages fest versprochen hat, dass ich bis an mein Ende bei ihr bleiben werde."

6

„Vorsicht, da kommt unser Witzeerzähler", warnt Wiesel, eine vornehme Dackeldame mit jeder Menge Charme aber ohne einen Funken Humor.

„Zwei Hunde im Park. Sagt einer: "Ich heiße Arko vom Schlosshof. Und du, bist du auch adelig?" "Ja, ich heiße Runter vom Sofa!" „ist der nicht toll?" lacht Bello, ein Chihuahua.

Picolina, hat Humor und Bello dankt es ihr mit noch einem Witz: "Das Ehepaar sitzt beim Essen. Er schiebt dem Hund seinen Teller zu. "Aber Otto", meint sie vorwurfsvoll, "Du willst doch wohl nicht Dein Essen dem Hund geben?!" Er brummt mürrisch: "Nein, nur tauschen!"

„Picolina, nun komme schon, das ist ja nicht zum Aushalten, womit habe ich das verdient", jammert Wiesel.

„Hättest du mehr gelacht und weniger gejammert, wärst du nicht depressiv und krank geworden". Bello kann nicht nur Witze erzählen, er kann auch austeilen.

„Wo waren wir bei der 1. Lektion stehen geblieben?" fragt Benji.

„Ich soll an einen schönen Moment denken".

„Ja, ja, jetzt weiß ich es wieder. Das ist ein mentales Training. Dein ganzes Herz, deine Seele muss voll konzentriert sein, am besten du gehst auch noch in die Hundeyogaschule."

„Benji, ich will spielen, rennen und mit Milano Löcher buddeln, ich will nicht lernen. Ich habe die meiste Zeit meines Lebens gelernt, wie ich stubenrein werde, wie ich einen Hasen jage und fange, wie Frauchen tickt, wann ich bellen darf und wann nicht, wo ich auf das Sofa darf und wo nicht, wie man auf dem Windhunderennplatz Rennen gewinnt, wie ich meine Rennlizenz schaffe und so weiter, es langt." Picolina, die Sanfte, wehrt sich.

„Picolina, du wirst hier bis in alle Ewigkeit leben, du hast unendlich viel Zeit und nur zum Spaß bist du auch nicht hier. Du hast nur einen Aufgabe, du musst dein Frauchen beschützen, bis Frauchen hier her kommt", sagt Benji sehr ernst.

„Du hast Recht, das will ich auch, ich gehe zur Yogaschule", Picolina versteht nun, was Benji meint.

7

In der Yogaschule liegen vier Hunde auf dem Rücken. Susi, eine süße Yorkshirehündin, heult monotone Töne in die Luft. „OM, OM" Susi hat auf der Erde mit Frauchen und Herrchen DOGA gemacht und es bis zum Sonnengruß geschafft.

„Jetzt denkt an etwas Schönes, an leckeres Fressen, an eine umwerfende Hündin oder einen tollen starken Rüden. Entspannt erst die linken Pfoten, dann die rechten Pfoten. Dabei tief Ausatmen und wieder Einatmen."

„Wenn ich an eine scharfe Braut denke, entspannt sich bei mir gar nichts, im Gegenteil", stöhnt Don Juan, ein schwarzhaariger Afghane, der schon zu Lebzeiten hinter jedem weiblichen Hundehintern her war.

„Don Juan, halte die Schnauze, sonst machst Du noch eine Therapie bei der Sexualtherapeutin".

Don Juan wirft sich sofort auf den Rücken, er macht alles, aber nie wieder Sexualtherapie. Er will wenigsten seine Phantasien behalten, Realität, zumindest sexuelle Realität gibt es im Hundehimmel nicht.

Picolina hatte noch nie Probleme sich zu entspannen, sie denkt an ihre Sofas im Garten, denn Frauchens Garten war ein Wohnzimmer für Hunde.

Sie fühlt Desi, die ihren Kopf gerne auf ihren Rücken legte und die Hand von Frauchen, die ihr das Fell kraulte und in Picolinas große Ohren flüsterte: „Du bist das schönste Picolinamädchen auf der ganzen Welt".

„Picolina, aufwachen, die Yogastunde ist vorbei." Susi stupst Picolina ganz sanft in die Wirklichkeit zurück.

8

„Jetzt hast du genug entspannt, wir machen weiter mit dem Unterricht." Benji ist voller Tatendrang. „Atme in deine Mitte, wo immer die auch bei deiner Größe ist, konzentriere dich und denke an dein Frauchen. Was braucht Caroline jetzt? Wobei kannst du ihr helfen? Bei welchen Problemen braucht sie deine Unterstützung? Ich lasse dich kurz alleine, lasse dich nicht ablenken, bin gleich wieder da."

Benji muss mal eben schnell zu Strolchi, dem Hund von Franziska, der hat sein Frauchen auf der Erde im Krankenhaus gesehen und ist sehr besorgt. Benji ist kein seelischer Mülleimer für die anderen Hunde, das liegt ihm völlig fern, aber so was von fern. Den Strolchi mochte er zu Lebzeiten nicht wirklich, schließlich waren ihm außer Picolina und Desi alle Hunde eher zu wider. Er tut das jetzt nur für Frauchen, weil sie wegen Franziska auch so besorgt ist.

„Ich weiß nicht, was ein Krankenhaus ist, aber ich habe mal gehört, dass Menschen da nicht gerne rein gehen. Warum ist meine Franziska dort?" fragt Strolchi verzweifelt.

„Mein Frauchen ist Ärztin und ist früher jeden Tag freiwillig ins Krankenhaus gegangen, also so schlimm kann es nicht sein. Heute Abend, wenn du auf die Erde schaust, wird Franziska sicher wieder zu Hause sein. Gestern konntest du sie nicht sehen, weil sie in so einer komischen Röhre steckte, da können wir mit den Menschen keinen Kontakt aufnehmen. Keine Ahnung warum, es ist halt so." Benji hat viel von Frauchen über Krankheiten und wie man herausbekommt, warum die Menschen krank sind, gelernt, schließlich hat Frauchen mangels Partner sehr viel mit Benji besprochen, das heißt, sie hat ihm die Ohren voll gelabert.

Strolchi fühlt sich jetzt besser und trottet davon.

„Danke für meine hervorragende Ansprache, hätte er ruhig sagen können", grummelt Benji vor sich hin und bewegt sich Richtung Picolina.

„Wie läuft es?" fragt er Picolina.

„Ich bin ein Windhund, ich bin nicht zum Denken, sondern zum Rennen geboren."

„Höre auf zu jammern, euer Gehirn ist sicher kleiner als z.B. mein Gehirn, aber den mentalen Kontakt mit Caroline aufzunehmen, das kann auch ein Windhund lernen." So gerne Benji die Picolina auch mag, jetzt verliert er langsam die Geduld.

„Ich habe ja geübt und heute Abend werde ich es ausprobieren, mir tut mein Kopf weh."

„Das nennt man Kopfschmerzen." Benji kann nicht anders, er muss mit seinem Wissen ein bisschen angeben.

„Ich gehe zu Milano, rennen und Löcher graben, dann geht es mir wieder gut." Picolina bellt einmal laut und schon kommt Milano. Ehe Benji was sagen kann, sind beide weg.

Am Abend treffen sich wieder alle Hunde am großen bunten Wasser. Strolchi sieht, dass sein Frauchen wieder zu Hause ist, ihr Rücken hat so wehgetan, deshalb war sie zur Untersuchung im Krankenhaus. Strolchi ist fest davon überzeugt, dass der Dieter an ihren Schmerzen schuld ist. Dieter ist ihr neuer Freund, der sich ab wieder von ihr getrennt hat, aber immer noch vorbei kommt.

Warum müssen Menschen sich in Menschen verlieben wenn sie Hunde haben? Hunde sind treu, lügen nicht und lieben bedingungslos, na jedenfalls fast bedingungslos, Streicheleinheiten, Gassi gehen und gutes Fressen sind schon Voraussetzung, jedenfalls bei Strolchi. Er ist froh, dass es Frauchen wieder besser geht. Strolchi wird weiter daran arbeiten, dass Frauchen den Dieter vergisst und einen guten neuen Mann kennenlernt, denn den braucht sie jetzt, weil Strolchi nicht mehr bei ihr ist, diese neue Hündin Mitsu, nimmt er nicht für voll.

Picolina und Benji schauen zusammen auf die Erde. Desi geht es nicht gut, sie hat Schmerzen beim Laufen und ist traurig. Caroline tut alles für Desi, die sie aber kaum beachtet, ja so gar den Kopf abwendet, wenn Frauchen sie streicheln will und das tut Frauchen sehr weh. Jetzt sagt Frauchen auch noch, dass es ihr lieber gewesen wäre, wenn Picolina die Desi überlebt hätte. Das geht gar nicht. Picolina nimmt Kontakt auf und sagt Frauchen, dass sie so was nicht sagen darf, sie muss Geduld mit Desi haben und ganz lieb zu ihr sein, Desi mag Frauchen, sie kann das nur nicht so zeigen wie Picolina. Da hebt Caroline den Kopf und denkt, Picolina du hast Recht, entschuldigt sich bei Desi und nimmt sich vor, ab jetzt noch liebevoller mit Desi umzugehen und nie wieder so was Hässliches zu ihr zu sagen.

„Benji, sie hat mich verstanden, sie hat mich wirklich verstanden", jubelt Picolina.

„Das hast du sehr gut gemacht, bald lernst du wie du auf Frauchen aufpassen kannst", Benji ist stolz auf sich und auf Picolina.

Benji sieht, dass Frauchen im Internet nach einem alten Podenco schaut. Ach du Scheiße, was hat sie vor? He, Frauchen, was soll das? Benji konzentriert sich ganz stark, so kann er Frauchens Gedanken lesen. Sie will für Desi, damit sie sich nicht so alleine fühlt, eine alte Podencohündin kaufen. Nee, bloß das nicht. Desi will keinen anderen Hund, sie will die Picolina und sie will bald zu Picolina gehen, aber das weiß Frauchen nicht. Überhaupt Podenco, wieder so ein Windhund, die Idee hat sie von Isabel, die mit den 12 Hunden.

Benji denkt an seine Besuche bei Isabel, welch ein Graus, so viele Hunde und keinen durfte er beißen.

Isabel selbst ist ja sehr nett, die wollte er nicht beißen, was schon eine große Auszeichnung war, ehrlich gesagt, hatte das aber auch was mit dem riesengroßen fetten Schwein, genannt Hängebauch-schwein, zu tun. Auf der einen Seite war es beruhigend, dass es ein Tier gab, das dicker war als er, auf der anderen Seite, wie soll er in so viel Fett und Muskeln beißen? Er hielt damals lieber Abstand und war froh, dass das Schwein auf dem Bett von Isabel lag und sich kaum bewegte.

Morgen ist auch noch ein Tag, denkt Benji, dann werde ich Frauchen von ihrem Vorhaben abbringen.

Lancelot sieht sein Herrchen, der repariert mal wieder sein Auto. Herrchen liegt entweder unter seinem Auto, sitzt am Computer, liest, unterrichtet arbeitslose Frauen. Im Moment hat er eine neue Freundin, aber da macht sich Lancelot keine Sorgen, das hält eh nicht lange, sein Herrchen hatte nur eine funktionierende Beziehung und das war mit ihm.

Sein Herrchen ist ein Lebenskünstler, kaum hat er seine Kündigung bekommen, weil die Firma Pleite gegangen ist, schon hat er eine neue Stelle als Trainer bei Jugendlichen. Na, ob die ihn auch so anhimmeln, wie die mittelalten arbeitslosen Frauen, die bei dem großen relativ schlanken Mann, der keinen Alkohol trinkt, seinen Singlehaushalt alleine schmeißt und so charmant plaudern kann, an ihre dicken, saufenden, faulen, unfreundlichen Männer zu Hause denken. Alles beim Alten, nicht Neues bei meinem Herrchen, bin beruhigt. Lancelot trottet gemächlich davon.

9

Es ist wieder der Tag, an dem ein Hund seine Lebensgeschichte erzählt.

Diesmal ist es Sir Henry:

„Ich wurde in England geboren, mit 8 Wochen nach Deutschland verschleppt, so kam es mir jedenfalls vor. Was sollte ich denn dort und was war überhaupt Deutschland, die sprechen ja nicht mal englisch. Das konnte sich nur um eine Verwechslung handeln. Angekommen bin ich in einer Tierhandlung, kaum war ich da, ging der unsympathische Mann zum Telefon und eine Stunde später übergab er mich einer Frau und einem Mann. Wo geht es denn jetzt hin? Ich wurde in ein Auto gehoben und vor einem großen Haus mit Garten wieder herausgehoben. Also das Haus war in Ordnung, hätte auch in England stehen können, entsprach durchaus meinem gewünschten Lebensstil. Bei näherer Betrachtung entpuppte es sich als ein Haus, in dem meine neue Familie, sie hatten auch eine kleine Tochter, wohnte, als alternativer Kinderladen.

Na prima, jeden Tag diese vielen Kinder, dazu Eltern, die ständig darüber diskutierten wie man sich und die Bälger von den traditionellen engstirnigen bürgerlichen Normen befreit. Was bedeutet Freiheit, ist es immer die Freiheit des anderen? Wie hebt man die Geschlechtsunterschiede auf, ist die Ehe und die damit verbundene Monogamie noch zeitgemäß. Bla, bla, bla. Ich konnte es nicht mehr hören.

Im Garten war es ganz lustig, die Kinder schrien, wenn ich sie schubste und die Erwachsenen auf mich einredeten, als wäre ich aus Glas. „Henry, das darf man nicht, das erschreckt die Kinder. Wie sollen die später selbstbewusste Erwachsene werden, wenn sie jetzt schon herum geschubst werden." Wieder Bla, bla, bla. Ich glaube, dort konnte nie jemand jemals ein Thema auf den Punkt bringen, wahrscheinlich wäre das zu bürgerlich gewesen.

Leider wohnte in dem Haus noch ein Ehepaar mit zwei Kindern, die mochten mich nicht. Ich hörte einmal, dass diese Frau zu meinem Frauchen sagte, sie solle lieber mehr Kinder bekommen, statt einem Hund. So eine blöde Kuh, als ob das eine das andere ausschließt.

Mein Frauchen hat mich die ersten Tage nachts in den Keller gesperrt, weil ihr Mann mich nicht im Schlafzimmer haben wollte, und ich vor lauter Heimweh vor dem Schlafzimmer die ganze Nacht heulte. Mein Frauchen hat sehr geweint und ist oft nachts zu mir in den Keller gekommen, um mich zu trösten. Nach 3 Nächten hatte sie ihren Mann soweit, ich durfte auf dem Boden vor dem Schlafzimmer übernachten, ohne zu heulen und nach 8

Tagen war ich endlich im Schlafzimmer. Na also geht doch.

Frauchen war auch bei der Frauenbewegung, ein Glück, dass sie nie auf den Gedanken kam, mich kastrieren zu lassen.

Wir sind bald ausgezogen. Die neue Wohnung war schön groß, aber ohne Garten. Jeden Tag bin ich mit Frauchen oder Herrchen, die beide studierten und sich ihre Zeit einteilen konnten, zum Kinderladen gefahren dort konnte ich die kleinen Menschen weiter schubsen. Eines Tages kam ein neues Kind, deren Eltern hatten eine Bobtail Hündin!!!

Mit Atossa, so hieß meine Bobtail frau und deren Besitzer, sind wir in ein Haus mit Hof und Garten gezogen. Das war eine super Zeit. Nach einigen Monaten wurde Atossa etwas füllig, fiel mir auch auf. Unsere Menschen reduzierten das Futter und hängten ein Schild ans Hoftor: Bitte nicht füttern. Eine kluge alte Frau, die gegenüber wohnte, sagte zu meinem Frauchen: „Das liegt nicht am Fressen, eure Hündin ist trächtig". Mir sagte das gar nichts, Hauptsache die Futterration wurde wieder erhöht.

Im Winter fuhren alle Menschen und wir zwei Hunde in die Schweiz, dort hatte Frauchen eine Hütte gemietet.

Einen Tag nach Silvester, schrecklich diese Knallerei, hatte kaum ein Auge zugemacht, ging mein Frauchen nachts auf die Toilette und dann ertönte ein Schrei durch das Haus „ Alle sofort kommen, Atossa bekommt ihre Jungen." Ich bin liegen geblieben, hatte ja nichts mit mir zu tun. Am nächsten Tag sind wir alle nach Hause gefahren.

Ich wohnte oben und Atossa unten, habe also nichts mitbekommen. Plötzlich schaue ich eben mal so die Treppe herunter und überlegte, ob ich in den Hof gehen soll, da sehe ich 10 kleine, ja was denn, so halbnackte Winzlinge, die am Treppenende herum wuselten. Mann habe ich mich erschreckt, bin sofort wieder ins Zimmer um den Rest meines Lebens dort zu bleiben. Das ging aber nicht, ich musste mal und da waren sie wieder mit Atossa, die mir sagte, ich sei der Vater und solle mich jetzt auch mal um meinen Nachwuchs kümmern. Nein, nicht mit mir, herumdrehen, Treppe hoch, verstecken.

Ich teilte meine Zeit so ein, dass diese kleinen Ungeheuer beim Fressen waren, dann rannte in den Hof, erledigte meine Geschäfte und verschwand.

Eines Tages hat mein Timing versagt, alle waren im Hof.

Ich staunte nicht schlecht, aus den Winzlingen waren halbwegs ansehnliche Hunde geworden, die mir doch sehr ähnlich sahen. Da beschloss ich, die Erziehung der 10 Bobtails in die Pfoten zu nehmen. Das ist mir gut gelungen, sind alle prima geworden und ich habe mit Frauchen geheult, als sie an ihre neuen Besitzer abgegeben wurden.

Mein Frauchen hat schon zwei Jahre am gleichen Ort gewohnt, das hielt sie nicht länger aus, außerdem hat ihr Mann, mein Herrchen, einen Job als Lehrer in Berlin bekommen, also zogen wir dorthin. Die erste Wohnung war in Ordnung, kein Garten aber viel Platz. Die zweite Wohnung war ein Haus mit Garten und Swimmingpool. Wir lebten dort mit noch einem Ehepaar in einer Wohngemeinschaft (kannte ich ja schon), die hatten eine Katze, was mich nicht störte, auch nicht, als die Junge bekam und ein bisschen zickig wurde, habe ihr einfach meine Rückseite gezeigt und dann war Ruhe. Die Menschen taten sich da viel schwerer, mein Frauchen trennte sich von meinem Herrchen und ihre Tochter, die ich lieb hatte, zog zu ihrem Vater.

Damals hat mein Frauchen sehr oft schrecklich geweint, sie vermisste ihre Tochter.

Es kam, wie es kommen musste, wir zogen um. In dem Stadtteil habe ich schon mal gewohnt, diesmal lag die Wohnung im 4. Stock, ohne Aufzug, versteht sich. Alles paletti bis auf den Tag, an dem Frauchen mit mir beim alternativen (sie konnte es nicht lassen) Gesundheitstag war. Da kam so ein großer Typ, mit langen Haaren und fragte mein Frauchen, die Eintrittskarten verkaufte, wo das Scheißhaus sei. Mir sträubten sich die Fellhaare unter dem Tisch, mein Frauchen studierte Medizin, sie kam aus gutem Hause und dann eine solche Ausdrucksweise!! Frauchen war auch geschockt, aber professionell sagte sie „ die Toiletten sind da hinten".

Leider war sie nicht professionell genug, die Finger von ihm zu lasse, er wurde für 12 Jahre ihr

Lebensabschnittspartner. Ich bin ein gemütlicher toleranter Hund, habe ihn akzeptiert und hatte damit ein neues Herrchen. Seine Manieren wurden langsam besser und seine Haare kürzer. Natürlich sind wir zwischenzeitlich wieder in eine andere Wohnung gezogen, nach Kreuzberg in den 5. Stock, ohne Bad mit Kohlenofen und einer „indischen Toilette," bedeutet „Jenseits des Ganges", also ein halbes Stockwerk tiefer auf dem Flur und musste mit 4 Mietparteien geteilt werden. Das Licht in der Toilette war mit dem Flurlicht zusammen geschaltet, welches nur dann brannte, wenn wieder mal jemand auf den Lichtschalter drückte. War ja nicht mein Problem, mit mir ging Frauchen mehrmals am Tag die 5 Stockwerke nach unten und später wieder hoch. In der Wohnung lebten wir mit Johanna, einer Freundin meines Frauchens, die ich fast so lieb hatte wie Frauchen.

Frauchen hatte viele Freundinnen, die wie sie, in einem Haus ohne Garten wohnten, ihrer Freizeit aber gerne mal raus aufs Land wollten, so ins Grüne. Deshalb miete Frauchen ein Ferienhaus in der Nähe von Lüchow-Dannenberg in Niedersachsen und dort fuhren wir fast jedes Wochenende hin. Mein neues Herrchen durfte auch mit, die beiden lernten dort für das Studium-aber nicht nur! Ich weiß, in der Nähe ist Gorleben, ein sehr umstrittenes Lager für Atommüll, aber hier wollte Frauchen nur relaxen, gut so. Ich konnte frei herumlaufen, neue Hunde kennen lernen und jeden Tag mit Frauchen lange Spaziergänge unternehmen. Leider machten die Freundinnen so viel Mist dort, also Fenster kaputt, Sofa beklecksen usw., wenn sie ohne Frauchen dort waren, dass ihr das Ferienhaus gekündigt wurde.

Als dieses Typ in unser Leben trat, wurde die Wohnung zu eng. Der Mann wohnte, wie könnte es anders sein, in einer Wohngemeinschaft mit ungefähr 10 Leuten.

In einem Sommer fuhren wir mit meinem neuen Herrchen nach Frankreich. Übernachtet haben wir im Zelt, am nächsten Tag pumpte der Mann ein großes graues Boot auf, brachte es gemeinsam mit Frauchen zum Fluss und mir schwante nichts Gutes. Zunächst beluden sie das Boot mit Tonnen und mit mir, dann ging es los. Ich spürte Frauchens Angst, als eine Stromschnelle kam. Plötzlich war ich unter Wasser, kam wieder hoch und schwamm gemütlich zum nächsten Ufer. Wo waren meine Besitzer? War das so geplant, ein Scherz oder ein schreckliches Unglück? Ich saß da und wartete voller Sorge. Endlich sah ich mein Frauchen und ihren Lebensabschnittspartner, die schwimmend, das Boot im Schlepptau zu mir kamen. Einen Teil der Ausrüstung hatten sie wohl verloren, aber wir waren alle am Leben. Seit dem mag ich Bootfahren nicht gerne, habe es aber noch oft mitgemacht.

Unser neues zu Hause, war ein riesiges Gebäude mit 74 Wohnungen und einem großen Innenhof. In einer Nacht- und Nebelaktion besetzten sechs Menschen und ich das Haus. Manchmal gingen mir als einziger Hund die vielen Menschen und Kinder auf die Nerven, ganz zu schweigen von dem nächtlichen Sirengeheul, wenn mal wieder alle raus mussten, weil irgend ein anderes besetztes Haus geräumt wurde, oder sich die Besetzer einbildeten, die harmlose Polizei- (Sorry Bullen) streife gelte ihnen. Waren denn die endlosen Diskussionen im Kinderladen nicht genug? Ständig trafen sich die Arbeitsgruppen, oft auch bei uns, und ich musste mir das Bla, bla, bla wieder anhören.

Eines Tages hatte ich die Schnauze voll und, um ehrlich sein, den Duft einer läufige Hündin in der Nase. Ich verschwand für 10 Tage, in denen Frauchen mich verzweifelt suchte, überall hingen Zettel, die eine Belohnung von 100,-DM versprachen, wenn mich einer findet und zurück bringt. Es waren abwechslungsreiche Tage, die läufige Hündin, eine kleine Dackeldame, wollte mich nicht. Eine Schäferhündin war da schon williger. Schließlich landete ich bei einer netten alten Dame, die mich aufnahm, wusch, bürstete und mit Fressen vollstopfte, nicht zu vergessen, es war himmlisch ruhig bei ihr.

Meine liebe alte Dame las dann den von Frauchen ausgehängten Zettel und brachte mich kommentarlos zurück. Da saß ich im Innenhof und hörte einen Schrei „Da ist Henry, mein Henry" Frauchen rannte in den Hof und fiel über mich her.

Da alles schon lange geplant war, musste ich 4 Wochen bei einer Mitbewohnerin hausen, die zwar keine Hunde mochte, mich aber schon, weil ich, als sie krank war, neben ihrem Bett lag und sie bewachte. Frauchen und Herrchen flogen nach Brasilien, da wollte ich eh nicht mit, zu weit weg, zu heiß, zu laut.

Als beide wieder da waren, konnte ich mich nicht so richtig freuen, da sagte Frauchen: „ich lasse dich nicht mehr alleine, das verspreche ich dir." Sie hat ihr Wort gehalten. Wohlweislich hat sie mir nicht versprochen, dass wir hier bleiben. Die nächsten Ferien verbrachten wir alle zusammen in den Bergen, da waren wir oft. Als meine Beiden mal so eben ein Stück weit auf den Mount Blanc wollten, haben sie mich am Auto festgebunden, ein Schild aufgestellt, das dieser Hund bissig ist und die Besitzer bald wieder da sind, aber für nichts haften, hat geklappt.

Als mit dem Lebensabschnittspartner mal wieder Sendepause war, das kannte ich schon zu Genüge, zogen Frauchen und ich vorübergehend in eine kleine Wohngemeinschaft aber da gefiel es uns beiden nicht.

Die nächste Wohnung hatten wir ganz für uns alleine. Frauchen bekam zwei Enten geschenkt, grub die Erde im Garten aus und machte einen Teich. Der Enterich brachte seine Frau um, jedenfalls behauptete das Frauchen, sie war nicht dabei, und deshalb brachte Frauchen ihn ins Tierheim, dort war er der Hahn im Korb, weil er ein bunter Enterich war.

Der Lebensabschnittspartner war plötzlich wieder da und wir zogen in die Nähe vom Kurfürstendamm in eine sehr große Wohnung mit einem kleinen Garten. Frauchen war mittlerweile Ärztin in einem Krankenhaus und damit ich nicht so viel alleine war, kaufte sie ein Meerschweinchen und stellte zwei Studentinnen ein, die mit mir Gassi gingen. Das Meerschweinchen war ein weibliches und bekam 5 Junge, die so niedlich waren, dass Frauchen den Zeitpunkt der Kastration verpasste, da waren es 10 Meerschweinchen. Acht davon gab Frauchen in einen Tierpark, drei blieben da. Eigentlich überflüssig zu erwähnen, dass ich nichts mit diesen Meerschweinchen anfangen konnte. Mit den Studentinnen lief es gut, bis sie das von Frauchen so geliebte Auto, in dem sie mich zum Grunewald Hundeauslaufgebiet brachten, zu Schrott fuhren.

Irgendetwas ist dann mit Frauchens Vater passiert, deshalb zog Frauchen in ihre Heimatstadt. Das Haus war groß und schön, natürlich mit Garten, also wenn man in der Nähe vom Kurfürstendamm eine Wohnung mit Garten findet, dann laufen einem überall Gärten über den Weg. Ich hatte ein schönes Leben, mein Frauchen, drei Meerschweinchen und einen Kater namens Theo, den Frauchen von einer südafrikanischen Krankenschwester in Berlin bekam, als diese in ihre Heimat zurückkehrte, der aber leider eines Tages spurlos und für immer verschwand.

Ihr Lebensabschnittspartner kam ab und an zu Besuch, störte die Harmonie und fuhr wieder nach Berlin bis er eines Tages da blieb.

Nach genau zwei Jahren zogen wir in eine kleinere Wohnung mit Garten, das wurde mein letzter Umzug. Als ich schon ein paar Monate über 16 Jahre alt war, fuhren wir wieder in die Berge, genossen gemeinsam die schöne Natur, plötzlich wurde mir so schwindelig und ich bekam keine Luft mehr. Frauchen gab mir ein Medikament und fuhr die ganze Strecke, ungefähr 7 Stunden ohne Pause mit mir und einem ebenfalls kranken Lebensabschnittspartner, nach Hause. Gegen Morgen kamen wir an, ich schlief ganz fest und als ich aufwachte ging es mir noch schlechter. Frauchen und Herrchen hatten vom Tierarzt Spritzen bekommen, die gaben sie mir und ich bin ohne Schmerzen gestorben. Als ich schon eine Weile im Hundehimmel war, habe ich durch das Loch gesehen, dass mein damaliges Herrchen mein Frauchen verlassen und mit einer anderen Frau die Familie gegründet hat, die mein Frauchen gerne mit ihm gehabt hätte, da tat mir mein Frauchen sehr leid."

10

Auch im Hundehimmel gibt es Freundschaften, Benji, Picolina, Milano, Bruno, Henry sind dicke Freunde, Lancelot und Samiran sind auch dabei, aber eben nur dabei. Sie spielen den ganzen Tag, die Windhunde rennen wie die Verrückten, die anderen Hunde spielen Fangen, rollen sich im Gras, erschnüffeln die Umgebung und balgen sich.

Strolchi, der weiße Westi braucht mal wieder Rat.

„He, ihr sieben, ich mache mir Sorgen um mein Frauchen. Sie ist so unglücklich, weil sie den Dieter immer noch mag, vielleicht aber auch, weil sie einen neuen Mann in ihrem Leben haben will. Wie kann ich ihr bloß helfen? Diese Beziehungen unter Menschen sind mir ein Rätsel. Habt ihr eine Idee?"

Die sieben schauen sich gegenseitig an und beschließen, eine Versammlung aller Hunde einzuberufen, das Thema scheint ihnen zu komplex, um es "alleine" bearbeiten zu können. Nicht alle Hunde waren von der Idee begeistert, manchen war das völlig schnuppe, anderer, die ihr ganzes Leben in Tierheimen oder auf der Straße verbracht haben, meinen, sie hätten zu diesem Thema keinerlei Erfahrung und deshalb auch keine Meinung. Im Hundehimmel weiß außer dem Boss keiner, wie viele Hunde da sind, es sind dann aber doch sehr sehr viele, die zur Versammlung kommen. Sir Henry, denkt ganz kurz, hoffentlich wird das nicht wieder ein Bla, bla, bla.

Nachdem Strolchi sein Problem geschildert hat, fangen alle Hunde an, lautstark ihre Meinung zu äußern.

„So geht das nicht. Ihr müsst euch aufteilen, Gruppenarbeit nennt man das. Ihr redet über das Thema, einigt euch auf einen Lösungsvorschlag und den trägt einer der Gruppe beim großen Meeting vor." Der Boss hat das große Durcheinander mitbekommen und da er diesbezüglich seine Erfahrungen auf der Erde gesammelt hat, mischt er sich ein.

Gesagt getan, die Hunde verteilen sich, na ja nicht alle, manche verdrücken sich, das ganze riecht ihnen zu sehr nach Arbeit. Picolina, Benji, Henry, Milano, Bruno, Lancelot und Strolchi, Samiran gehört zu denen, die sich davonschlichen, stecken die Schnauzen zusammen und machen Brainstorming.

„Wenn mir eine Hündin gefallen hat, dann habe ich ein bisschen an ihr geschnüffelt, war sie willig, dann nichts wie drauf. Ist doch ganz einfach", Lancelot versteht nicht, wo das Problem liegen soll.

„Sehe ich auch so, aber die Menschen wollen Liebe, also dass, was wir Hunde ihnen geben, bloß wünschen sich die Menschen das auch von einem anderen Menschen, was völlig zum Scheitern verurteilt ist", Sir Henry schüttelt das Haupt, welches schlecht vom Hintern zu unterscheiden ist. Wenn Frauchen den Henry beschreibt, sagt sie immer: das ist ein Hund, der vorne wie hinten gleich aussieht.

„So einfach ist das nicht, wir lieben unser Frauchen und unser Herrchen weil wir ihnen gehören, sie uns fressen geben, mit uns Gassi gehen und uns kraulen. Unsere Besitzer lieben uns, weil wir anhänglich sind, ihre Kleidung, ihre Frisuren, ihre Manieren niemals kritisieren, meistens fressen, was sie uns vorsetzen, uns immer freuen, wenn sie nach Hause kommen und nicht fragen, wo sie so lange waren, ihnen nicht widersprechen, keine anderen Besitzer wollen und den Müll ja eh nicht herunter tragen können", philosophiert Milano.

„Bis auf den Müll, können die Menschen doch auch so miteinander leben." Bruno meint, damit sei das Problem gelöst, er hat eine Verabredung mit seinem Kumpel und eigentlich gar keine Zeit.

„Da gibt es nur einen Haken, Menschen reden viel, aber sie höre sich selten wirklich zu." Picolina erinnert sich an eine Unterhaltung zwischen Frauchen und einem Mann.

„Frauchen sagte „Ich habe Angst vor Picolinas Operation." Mann antwortete: „Das geht schon alles gut. Heute auf dem Flohmarkt habe ich einen jungen Hund gesehen, der ist problemlos ohne Leine mit seinem Frauchen zwischen den vielen Menschen gelaufen." Mein Frauchen fragte mich später, was hat das mit ihrer Angst zu tun hätte, wahrscheinlich habe er mehr der Frau als dem Hund nachgeschaut.

Sie denken auch viel, hören auf ihren Bauch, ihr Herz oder auf ihren Verstand, wo immer der auch sitzen mag.

Wenn ich z.B. auf Frauchen warte, dann mache ich mir keine Gedanken, was die wohl ohne mich tut, ob sie sich mit einem anderen Hund trifft, sich ohne mich einen schönen Tag macht, mich vergessen hat, mich noch liebt, die Milch einkauft, die sie gestern schon vergessen hat und so weiter. Nein, ich lege mich gemütlich auf das Bett, was ich vorher nach meinen Vorstellungen zurecht gemacht habe und auf das ich nicht darf, schlafe, träume, warte und hoffe, dass sie bald wieder bei mir ist. Ich weiß ja, dass sie wieder kommt, o.k. das ist nicht bei allen Hunden so, die werden verlassen, ausgesetzt, ins Tierheim gebracht, die ticken dann anders."

„Ich bin der Meinung, dass bei den Menschen Frauen und Männer nicht zusammen passen, das ist mit wenigen Ausnahmen, historisch belegt. Die Menschen sollen mit Tieren zusammen wohnen aber niemals mit einem Ehe- oder Lebensabschnittspartner. Mit dem können sie Liebe machen, ins Kino gehen, Eis essen, in Urlaub fahren, aber nicht ohne das Tier, und maximal zwei Stunden am Tag reden." Benji sieht das ausgesprochen pragmatisch.

„Alles gut und schön, aber was soll Franziska machen, wenn sie sich so sehr einen Mann an ihrer Seite wünscht und vor lauter Sehnsucht, krank wird?", fragt Strolchi

„Wir können den Boss fragen, ob er das bei dem nächsten Treffen mit den anderen Bossen, vor allem mit dem aus dem Menschenhimmel, bespricht. Wir können uns nicht wirklich in die Menschen hineinversetzen", schlägt Milano vor.

Die anderen Hunde stimmen dem zu und da die zwei Stunden um sind, kommen alle Hunde wieder zusammen.

Susi, die Yogalehrerin, meldet sich zuerst. „Franziska, das Frauchen von Strolchi soll sich mit ihrer Mitsu, ihrem jetzigen Hund, in ein Café oder auf eine Parkbank setzen, spazieren gehen egal was. Der Mann, der zuerst den Hund anspricht, den soll sie nehmen."

Mobbi fasst den Vorschlag seiner Gruppe zusammen: „Franziska soll mit Caroline und eventuell anderen Frauen und vielen Hunden zusammen ziehen, dann ist sie nicht alleine und braucht keinen Mann, Männer sind eh meistens überflüssig. Also ich habe dagegen gestimmt, finde Männer nicht überflüssig, bin aber überstimmt worden".

„Wir haben uns das Leben von Franziska angeschaut, sie hatte ja nicht wirklich Glück mit Männern, warum will sie dann wieder einen? Diese Frage können wir nicht beantworten." Hugo, der erste Hund von Vanessa, schüttelt sich und kratzt sich hinter den Ohren um seine Verlegenheit zu kaschieren.

„Franziska soll sich einen Mann suchen, mit dem sie gut vögeln kann, das ganze Gequatsche über Gefühle, Liebe und so weiter, ist eh überflüssig." Don Juan hat offensichtlich eine Machogruppe um sich versammelt.

„Meine Besitzer waren lange verheiratet und zumindest mein Frauchen war oft unglücklich, hatte aber keinen Beruf und somit kein Geld, um sich zu trennen. Das ging damals, also vor 70 Jahren, auch nicht so einfach. Wir meinen, Franziska hat zwei Möglichkeiten, sie kann den Dieter zurücknehmen und meistens sehr sehr unglücklich sein oder sie bleibt Single und ist hin und wieder unglücklich." Tapsi, ist mit diesem Statement seiner Gruppe sehr zufrieden.

Nachdem alle Gruppen ihre Meinung kundgetan haben, wird abgestimmt. Man kommt überein, dass es besser, ist den Boss mit der Klärung dieses Problems zu beauftragen.

„Ihr können die Probleme der Menschen auf der Erde nicht lösen, das müssen sie selbst tun. Eure Vorschläge sind zum Teil gut, nicht alle" dabei schaut der Boss missbilligend auf Don Juan, „heute Abend , wenn ihr durch das Loch schaut, gebt die Gedanken an Franziska weiter, ihr bekommt dafür eine halbe Stunde zusätzlich, damit ihr noch genügend Zeit für eure Angelegenheiten habt. Es liegt dann an Franziska, was sie daraus macht" sagt der Boss

Alle sind damit zufrieden, bis auf Don Juan, der seinen Lösungsvorschlag nach wie vor Spitze findet. Seiner Meinung nach passen Männer und Frauen nicht zueinander, nur ineinander.

Am Abend sitzen und stehen die Hunde sehr konzentriert am bunten Wasser schauen zu Franziska und schicken ihr die Gedanken. Die Menschen müssen offen dafür sein, um die Botschaft der Hunde zu empfangen. Franziska ist aber so mit ihrem Kummer und ihren körperlichen Beschwerden beschäftigt, dass sie die Hunde nicht hört. Strolchi ist darüber sehr traurig, um ihn zu trösten versprechen die Hunde, es an einem anderen Tag wieder zu versuchen.

11

„Ich hatte immer Angst vor dem Tierarzt", sagt Benji zu seinem Kumpel, Wasti, einem sehr langen Dackel.

„Warum hattest du Angst vor dem Tierarzt? Ich bin gerne dahin gegangen, die Tiere dort haben mir erzählt, warum sie da waren", antwortet Wasti.

„Zuerst hatte ich keine Angst, aber dann hat mir so ein Tiermetzger meine Eier weg geschnitten, das fand ich nicht lustig", berichtet Benji.

„Ich mag Tierärzte auch nicht, habe im Wartezimmer immer ganz laut gejammert, mein Herrchen hatte wenig Verständnis dafür und redete ständig auf mich ein „Don Juan, sei still, schaue dir die anderen Hunde an, die machen nicht so ein Theater." Der hatte gut reden, dem wollte der Tierarzt ja nicht an den Kragen. Und überhaupt, die anderen Tier hatten auch Angst, waren nur zu feige, es laut kund zu tun. Der Bernhardiner hatte solche Angst, dass er am liebsten auf Frauchens Schoss gekrabbelt wäre, was aber an seiner Größe scheiterte. Wenn ich dann direkt vor dem Tierarzt stand, hörte ich sofort auf zu schreien, dachte, der würde mich mit so einer Auaspritze außer Gefecht setzen." Don Juan schüttelt heftig sein langes Fell, so sehr bewegt ihn dieses Thema.

„Mein Tierarzt hat mich immer so betatscht, nannte das körperliche Untersuchung, dabei stank er nach Katzen und Blut, ekelhaft", berichtet Milano.

„Der Tierarzt, zu dem Frauchen mit mir ging, weil sie glaubte, er sei der beste, hat auch gestunken, aber was noch schlimmer war, er hatte statt Mitgefühl, Dollarzeichen in den Augen, dem ging es nur ums Geld. Deshalb hat er auch so viele Untersuchungen mit mir gemacht, die haben manchmal richtig wehgetan." Picolina denkt nicht gerne an diesen Arzt, der sie operierte und dann im Stich ließ. „Er hat Frauchen nicht gesagt, dass sie mich mit der Hand füttern soll, weil das die Gefahr einer Inspirationspneumonie (das hat Frauchen so oft gesagt, dass ich es mir gemerkt habe) verringert. Dem war alles egal, Hauptsache er konnte für Untersuchungen und Operationen viel Geld kassieren. Das war auch dein Tierarzt, Don Juan."

Auch wenn Don Juan ein Macho war, Picolina mag ihn. Er hat sie und Desi immer auf dem Windhunderennplatz begrüßt.

„Wenn ich das Untersuchungszimmer verlassen habe, hob ich schnell und unauffällig das Bein und pinkelte kurz vor dem Ausgang in eine Ecke, lieber hätte ich den Blödian ja gebissen, aber der hat mir immer sofort so einen Maulkorb verpasst." Benji hatte zwar Angst vor dem Tierarzt, trotzdem konnte er sich diese Abschiedsaktion nicht verkneifen.

„Ich bin, sobald ich auf dieser Liege und ohne Leine war, blitzschnell heruntergesprungen. Das war lustig, der Arzt, mein Frauchen und diese scharfen Miezen, die man Sprechstundenhilfen nennt, rannten alle hinter mir her. Im Laufe der Zeit kannte ich jedes Versteck dort. Einmal bin ich blöder weise in einen Raum gerannt, in dem ein Tier auf dem Tisch lag, über ihm eine große schrecklich helle Lampe und um ihn herum, blaue Menschen mit furchterregenden Dingen in den Händen. Das Tier hat aber nichts gesagt, sah aus, als ob es schläft. Das hat mich so erschreckt, dass ich schnell zu Frauchen gerannt und nie wieder abgehauen bin." Mobbi grinst bei dieser Erinnerung.

„Die haben das Tier operiert, ich kenne das, habe es gesehen, bevor ich eingeschlafen bin", sagt Picolina.

„Tierärzte sind oft keine Menschen, die Tiere lieb haben, die verschwenden keine Zeit damit, zu trösten und uns die Angst zu nehmen", erklärt Strolchi.

„Also mein Tierarzt war lieb, er hat sich mit mir unterhalten, mich gestreichelt und mir nachher Leckerli gegeben", widerspricht Samiran.

„Ich war der Hund von einem Tierarzt. Die Angst der Tiere habe ich gerochen, deshalb bin zu ihnen gegangen und habe sie getröstet. Manchmal begleitete ich sie ins Behandlungszimmer, dann wusste mein Herrchen, dass dieses Tier ganz schreckliche Angst hatte und hat mich dabei gelassen. Das Tier fühlte sich dann besser", berichtet Susi voller Stolz.

„Wie auch immer, ich bin heilfroh, dass hier im Hundehimmel keine Tierärzte zugelassen sind", meint Lancelot.

12

Heute erzählt Strolchi seine Geschichte.

„Hallo Freunde,

Kumpels und Artgenossen,

heute möchte ich euch gerne mal ein wenig aus meiner Seelenwelt heraus erzählen.

Mein Name ist Strolchi und ich hab diesen Namen wohl zeitlebens auch alle Ehre gemacht.

Frauchen wusste schon vorher, was sie sich mit mir einhandeln wird.

Auch wenn ich hier nun, in meiner kleinen Erinnerung, kein ganzes Leben unterbringen kann, so möchte ich euch wenigstens vermitteln, dass ich ein glücklicher, treusorgender und sehr "liebender" Hund war, nicht zu verwechseln mit "lieber Hund".

Nichts desto Trotz, auch auf meine Art, war ich ein lieber Hund, jedoch mit einem sehr ausgeprägten Dickkopf.

Und weil ich im Leben schon vieles schaffte was ich so wollte, weiß ich, dass während meiner Erzählung hier, ganz ganz viele Glücksmomente zur Erde fallen werden.

Hin zu meinem Frauchen, die es nicht leicht hat, aber doch tapfer sein möchte.

Aber lasst mich erzählen!

Oh ja, ich kann mich noch so gut daran erinnern, ich, ein waschechter Bayer, gerade 8 Wochen alt, mit dem riesengroßem Glück, am 11. April 1993 in gerade diese schützenden Hände eines Menschen gelegt worden zu sein, welche mich mein ganzes Leben lang, mit großer Zärtlichkeit und Liebe begleitet haben.

Meine lieben Freunde, ich kann euch sagen, hab ich damals vor Aufregung gezittert, gezittert wie Espenlaub, und dazu auch noch echt schrecklich gestunken.

Aber dafür konnte ich wirklich nichts, denn mein Züchter glaubte, ich werde erst am nächsten Tag abgeholt.

Somit war ich leider für uns, in diesem wichtigen Moment, nur ein ungewaschener stinkender "Stallköter" mit einer Mutter, die jeden gebissen hatte, der nur in ihre Nähe kam.

Trotzdem, ich wurde als reinrassiger Westi bezeichnet, glaubte aber dann plötzlich, dass meine Felle schwinden und es mit mir nicht gut ausgehen wird!

Warum??

Weil ein Welpe meiner Rasse sich so nicht präsentieren sollte.

Diese Sache, mit dem vorher mal "beschnüffeln" können oder sich gesehen haben, die fiel ja flach, weil das Fraule weit fahren musste um mich überhaupt holen zu können.

Zudem war ich jetzt noch der Letzte von 6 Geschwistern, alle weg, und keiner wollte mich.

Liebe Freunde, ich kann euch sagen, so einen Bammel hatte ich, Schiss, Angst und Sorge, dass mein neues Frauchen mich jetzt auch nicht haben mag.

Denn da war nicht nur mein Gestank ein Problem, das die Freude trüben könnte, nein, auch meine wirklich viel zu langen Ohren sahen beknackt aus.

Und wenn auch zufällig an diesem Tag gerade Ostersonntag war, so wollte dieses Frauchen sicher einen süßen kleinen Hund, aber keinen Hasen.

Und?

Was glaubt ihr, machte ich aus Verzweiflung?

Ich kuschelte mich wie verrückt, ganz ganz fest in ihre Hände, - oh ja, - das war schön, und gar nicht lange, da spürte ich es tatsächlich, ich fühlte unser beider Liebe, sie war für immer geboren!

In diesem Moment wusste ich ganz sicher, sobald ich größer bin, beschütze ich mein Frauchen mit all meiner Kraft und meinen ganzen Mut.

Und ob, - ich kann euch sagen, -

Was hatte ich dann auch für ein super tolles Leben. Ich lebte lange Zeit in einem Haus mit großem Garten, zum toben, spielen, baden, buddeln,- einem Garten mit lecker Katzenkacke.

Es gab einen Wald hinterm Haus, zum Mäuse fangen, Pilze suchen und Rehe jagen, es waren Felder und Wiesen da, um mit Frauchen um die Wette zu rennen.

Allerdings war ich doch immer schneller als sie.

Was hatte ich doch für eine riesen Gaudi, wenn ich sogar noch flinker war, als Fraule mit dem Rad.

„Auf die Plätze, fertig, los" nannten wir das Spiel, selbst ich konnte dabei richtig lachen!

Große Touren oder Wanderungen waren fast Tagesordnung, „so was brauchte ein Hund" hatte mein Frauchen immer gesagt, dabei vergessen, dass es ja auch ihr gut tut.

Aber sie hatte ja meistens nur an mich gedacht!

Da ich aber ein Sonderexemplar war, brauchte ich stets Abwechslung bei meinen Gassi Gängen.

Ich wollte stets was Neues zum lesen finden, musste entdecken können, war neugierig und auch konzentriert, was sich dabei alles ergab.

Ging Frauchen aber mal 3 Tage hintereinander den gleichen Weg, so zeigte ich ihr schnell mein gelangweiltes Gesicht und sie hatte dies sofort verstanden.

Oh ja, ich war nämlich irre gut mit meiner Mimik, alle Gefühle wurden von mir optimal zum Ausdruck gebracht.

Wir beide haben uns sowieso irre gut verstanden, manchmal glaubte ich fast, selbst ein Mensch zu sein.

Als ich 2 Jahre alt war, bekam ich so was wie einen Bruder,

Meiki hieß er, -

konnte diesen Eindringling anfangs gar nicht leiden.

Stellt euch mal vor, da schlief ich 2 Jahre lang, ganz brav im Flur, dann kam der - und durfte bei Frauchen pennen, - an ihrem Bett.

Zwar wusste ich noch, dass ich das damals, als ich klein war, auch durfte, aber weil mir das einfach mit diesem Meiki ganz und gar nicht passte, ließ ich dieses auch nicht zu.

Deshalb machte ich einen richtig schönen Stunk.

Pinkelte alles an was mir so in die Quere kam,

- auch Frauchens Stereoanlage. -

Aber ihr wisst ja, ich hatte ein tolles Frauchen, sie schimpfte zwar etwas mit mir, aber überlegte trotzdem, warum ich das machte!

Und siehe da, - juhu, - ich durfte mit ins Schlafzimmer, ja sogar mit in ihr Bett.

Aber das wollte ich dann doch nicht so wirklich. Lieber mit davor, Wache schieben und wenn es mir mal kalt wurde, kurz unter ihre Decke zum anwärmen und kuscheln kommen.

Ja, so war das echt Sau cool.

Auch wenn Meiki, dieser kleine Teufel, mir in seinem "älter werden" auch noch zeigen musste, dass er der Herr im Hause sein will, mich auch fest und konsequent beobachtete, was und wie ich etwas machte, so hatte ich mich mit der Zeit trotzdem an ihn gewöhnt.

Und eines Tages hatte ich ihn sogar noch richtig gerne diesen Trittbrettfahrer.

Doch das Wichtigste war mir eigentlich immer nur, dass Frauchens Herz weiterhin ungetrübt bei mir blieb, denn nur so war meine Welt total in Ordnung.

Heute, im Hundehimmel, da sind wir, der Meiki und ich, wirklich gute Freunde.

So hatten wir doch mal ein gemeinsames schönes Leben.

Und ich glaube, mein Frauchen, - nein, unser Frauchen weiß, dass wir hier im Hundehimmel froh sind, uns beide zu haben!

Zurück zu mir.

Ihr wisst doch noch, ich hatte mir ja damals geschworen, mal ein starker großer Hund zu werden.

Allerdings war das nicht so einfach, denn meine Größe blieb mittelklein.

So musste ich dann halt etwas mogeln.

Große Hunde machen ja w e i t e Pippis, deshalb machte ich mein Pippi - zeitweise - ganz hoch im Handstand.

Sah bestimmt für andere lustig aus, aber war für mich sehr wichtig.

Einmal war ich so stürmisch, dass mir ein ungewollter Purzelbaum glückte.

War schon auch ein stolzer Strolch, aber stets bei Fuß, aufmerksam und immer wachsam, schlug ich alle Feinde in die Flucht.

Dieses wohl so gewissenhaft, dass mein Frauchen mit mir in die Hundeschule musste.

Ach ja, das war auch eine verrückte Zeit.

Und mein Frauchen hatte dort auch ein anderes Frauchen kennen gelernt, die ebenfalls so ein tolles Exemplar hatte, wie ich es war.

Aber der war dann tatsächlich noch gewissenhafter als ich, ehrlich!

Na ja, war ja auch 4-mal schwer als ich.

Benji hieß der Knabe, ein verrückter Kerl, aber mein Frauchen meinte immer: er und ich, wir hätten charakterliche Ähnlichkeiten.

Papperlapapp hatte ihr das ja nie so geglaubt, aber wenn sie das sagte, steckte ich es weg! Manche Dinge wollte ich einfach nicht hören.

Na ja, vielleicht konnte sie das ja besser erkennen, schließlich waren wir auch paar Mal zusammen im Urlaub.

Hab zwar mit Benji nichts anfangen können, aber es waren trotzdem herrliche Zeiten.

Am Meer war ich auch einige Male, und im Grunde durfte ich doch überall mit hin.

Mein Frauchen hatte sich die Dinge schon immer so ausgesucht, oder geplant, dass es uns beiden gefallen hat oder wir zumindest damit klar kamen.

Oh doch, wir beide konnten ganz gut Kompromisse schließen.

Allerdings musste auch ich einmal etwas nachhelfen, und das war nicht ohne, das habe ich ihr dann auch klipp und klar verdeutlicht, dass es sooo nicht geht!

Vier Stunden durfte sie mich alleine lassen, das war o.k., aber keine Minute länger.

Doch eines Tages, da kam sie tatsächlich erst nach über fünf Stunden nach Hause und was soll ich euch sagen?

Als sie die Haustür aufschloss, hab ich mein Frauchen total ignoriert!

Eiskalt. Bin an ihr vorbei, ohne Freude, ohne Schwanz wedeln, einfach vorbei marschiert, sie keines Blickes gewürdigt.

Ich dachte, Fraule, so geht es ja auch nicht, kann sie doch nicht mit mir machen.

Legte mich in die Wiese und hatte auch gar keinen Bock mir ihr zu reden. Meine Ohren machte ich dicht und Frauchen war ganz fassungslos.

Oh je, es fiel mir schon schwer, aber ich war so sauer, sie hätte wissen müssen, dass ich mir große Sorgen machte, auch so sehr auf sie gewartet hatte.

Und?

Ich verrate es euch, - sie hatte es nie wieder getan.

Jetzt fällt mir aber was ganz anderes, auch Wichtiges ein, das muss ich zwischen rein echt auch mal klar stellen, und zwar glaubt ihr sicherlich, ich hatte gar kein Herrchen.

Doch, ein ganz liebes sogar.

Aber der war schuld, dass unser Haus und der tolle Garten verloren gingen, der hatte Schuld, dass meine Familie und viel Glück zerbrach, darum gibt es für mich dieses Herrchen nicht mehr.

Tut mir wirklich leid, da kann ich nichts anderes zu sagen.

Und Hunde vergessen nun mal nichts.

Er hatte sich nach seiner Scheiße, die er machte, eh nicht mehr um mich, um uns gekümmert.

Später, - viel später, ja da hatte Frauchen noch mal ein neues Herrchen gefunden, leider nicht für immer, aber ich möchte dazu sagen, da hatten wir trotzdem großes Glück gehabt!

Er hatte nämlich verstanden, dass Frauchen und ich uns brauchten, auch wenn ich zu dieser Zeit schon sehr in die Jahre kam und leider bald krank wurde, so stand er meinem Frauchen hilfreich zur Seite.

Selbst als meine Gesundheit große Probleme und ihr Sorgen machten, dieses Herrchen war für uns beide da.

Ich will schon behaupten, dass die aller wenigsten Männer, wenn überhaupt, so viel Geduld gehabt und Beistand geleistet hätten wie dieses neue Herrchen.

Bei dieser Gelegenheit möchte ich ihm jetzt einen hündischen Lichtblick, durchs Himmelstor senden, der voll ist mit Dankbarkeit, und ihm zu rufen:

„ Herrchen, das werde ich dir nie vergessen".

Möchte ihm auch sagen, dass es mir sehr Leid tut, dass er mich nur mit und in meinen alten Tagen kannte, bestimmt hätte ich ihm als junger Bursche ganz ordentlich gefallen.

Also ich möchte mich ja jetzt nicht so sehr ins Rampenlicht setzen, aber was meine Menschenkenntnis anbelangt, da war ich schon ein echter Held.

Mein Frauchen, einmal, da war sie so richtig schlimm traurig, ohne Hoffnung, ohne Ziel, das erkannte ich mit meiner sensiblen Antenne sofort.

Sprang zu ihr auf den Schoß, schleckte ihre vielen Tränen weg und küsste sie ganz wild, küsste sie zurück ins Leben.

Stellt euch vor, sie lachte plötzlich wieder, ich war sooo froh.

Aber liebe Freunde, es gab da noch etwas, etwas ganz Besonderes in meinem Leben, nämlich ein Baby, ein Menschenbaby. Einen Enkel !

Nun, früher hatten mich mal so dumme Kinder sehr geärgert, war nicht gut zu sprechen auf die Zwerge, deshalb hatte mein Frauchen stets Angst, ich würde unserem Kind etwas tun, traute mir einfach nicht.

Schäme dich, du dummes Frauchen, aufgepasst hab ich auf ihn, wie auf meinen Augapfel, und dann war sie sehr stolz auf mich.

Seine Windeln musste ich untersuchen, seinen Brei probieren, neben ihm im Wagen liegen oder mit in die Wiege steigen.

Ich hatte seine Schnuller fertig genuckelt und später sogar meine eigenen Schnullis bekommen.

Frauchen hat davon sogar auch noch ein tolles Foto.

Ein paar Jahre konnte das Menschenkind mit mir aufwachsen, ein paar Jahre waren uns vergönnt, tolle Freunde zu werden.

Leider vergehen die Lebensjahre eines Hundes viiiiiel zu schnell.

Auch wenn gesagt wurde, 15 Jahre waren sehr viel für mich, so war es trotzdem viel zu kurz.

Denn auch wir würden gerne viel mehr vom Leben mitnehmen wollen!

Zumal wenn es schön ist unser Leben.

Auch viele Menschen wünschten sich die gemeinsame Zeit mit uns länger.

Frauchen hatte immer gesagt, sie darf gar nicht daran denken, wenn.....

Sie wollte immer, dass wir mal zusammen in den Himmel gehen.

Aber leider konnte ich ihr diesen Wunsch nicht erfüllen.

Und es kam, wie es kommen musste, - so langsam wurde ich immer müder und ruhiger.

Schaute einfach nur noch so in der Gegend herum. Weiß gar nicht mehr, ob ich wirklich was sah. Irgendwann hörte ich dann auch nur noch den Pfeifton von meinem geliebten Frauchen, weil es das einzige worauf ich noch reagierte.

Eines Tages kamen diese Anfälle, nach denen ich hinterher wie besoffen durch die Wohnung lief.

Orientierungslos und total fertig, half mir zeitweise nur das beruhigende Streicheln von meinem Frauchen.

Wo sind nur die schönen Jahre hin, mein fröhliches, freches, oder auch forderndes Bellen, mein springen, hopsen, rennen, jagen, Eis schlecken, Schokolade naschen, Socken klauen, mein berühmtes Fliegen und Bienen fangen, mich in Höhlen verstecken, im See schwimmen usw. usw. .

Armes Frauchen, war soooooo schrecklich traurig geworden und ich wollte so was doch überhaupt nicht haben!

Jetzt brauchte ich doch tatsächlich selber Windeln, konnte mein Pippi nicht mehr halten.

Aber wisst ihr was??

Ich habe noch was ganz tolles gemacht und darüber bin ich sehr froh.

Eines Morgens, als Frauchen aus dem Bett stieg,
um mit mir in den Garten zu gehen, zum Kackern, -
da hatte ich ihr schon, aus vielen kleinen Kacki-
häufchen, ein richtiges Herz zusammengesetzt und
vor die Tür gemacht.

Das war vielleicht anstrengend sag ich euch,

---- aber voller Liebe..... !

Es hatte sich gelohnt, denn Frauchen hatte mein
gebasteltes Herz vor Freude noch fotografiert.

Ein Herz zum Abschied, man konnte es doch
nicht besser machen!

Aber ich sagte dieses ja schon, ich war halt doch
mehr Mensch als Hund."

13

„An der Tür des Konzertsaales hing ein Schild: "Hunde müssen draußen bleiben." Nach dem Konzert fand sich eine handschriftliche Ergänzung: "Zum Glück - Der Tierschutzverein", Bello, der Chihuahua ist mal wieder unterwegs, um die anderen Hunde mit seinen Witzen zu beglücken, ob die wollen oder nicht.

Diesmal hat er Glück, Svenja, eine hübsche Doberfrau, liebt Witze: „Das Telefon klingelt. Der Schäferhund nimmt den Hörer ab und sagt:

"WAU!WAU!".

Der Anrufer: "Wie bitte!?".

Der Schäferhund: "WAU!WAU!".

Der Anrufer: "WIE BITTE!?"

Der Schäferhund: "WILHELM-ANTON-ULRICH! WILHELM-ANTON-ULRICH!" "

Bello und Svenja werden Freunde, nur das sie es nicht auf Facebook veröffentlichen.

„Warum sind Windhunde Rassisten?" will Mobbi wissen. „Wie kommst du darauf?" fragt Milano. „Foreman, der Saluki, sagte zu mir, ich sei ja nur ein gewöhnlicher Gebrauchshund, auf der Erde würde er mich nicht mal anschauen. Leider verbiete der Boss hier Rassismus und was noch bedauerlicher wäre, es gäbe keinen extra Himmel für Windhunde", antwortet Mobbi.

Milano lacht, „So ein Blödsinn, das haben die Menschen manchen Windhunden eingeredet. Diese Windhundebesitzer denken, sie seien die Elite, die High Society, die Übermenschen, egal wie man das bezeichnet, nur weil sie Windhunde haben, die sie gnadenlos auf die Rennbahn oder zu Ausstellungen schleppen, ob die wollen oder nicht. Das sind keine Tierliebhaber, die könnten genau so gut einen Ferrari oder einen Privatjet haben, Hauptsache sie haben was zum Angeben. Richtig ist, was Caroline gesagt hat, Windhunde sind nicht besser nur anders. Wir erkennen uns als Windhunde und freuen uns, dass da noch einer ist, der Spaß am Herum rennen hat."

„Es gibt aber auch Windhunde, die glauben das, was ihr Besitzer sagt und sind wirklich hochnäsige Rassisten. Einmal hat Frauchen Nina, die Golden Retriever Hündin ihrer Freundin mit auf den Windhunderennplatz genommen. Manche von uns haben die arme Nina, die noch ein Welpe war, über das ganze Gelände gejagt. Nina hat sich vor Angst auf den Rücken geworfen, das fanden die Windhunde witzig oder sie dachten, die Beute hat sich ergeben, nichts wie darauf.

Die Besitzer haben das gesehen und gelacht. Frauchen war entsetzt und ist mir uns weg gegangen. Andere Hunde hätten mit Nina gespielt, getobt und ihre Zeichen verstanden. Windhunde ticken da anders, ihr Gehirn besteht zum größten Teil aus den Jagdlappen, die im frontalen Bereich des Gehirns liegen. Deshalb ist für einige von uns, vor allem für die, deren Besitzer spinnen und sie nicht mit anderen Rassen zusammen kommen lassen, alles, was nicht nach Windhund aussieht oder riecht, eine potentielle Beute. Die Menschen sind die Rassisten und der Hund lernt das von ihnen. Das ist wie bei den Kampfhunden, die sind auch nicht von Natur aus böse und wollen töten, die werden dazu gemacht und wenn etwas passiert, schreien alle, der böse Hund, aber nie der grausame Mensch." Picolina redet sich richtig in Rage, weil ihr die Richtigstellung dieses Vorurteiles am Herzen liegt.

„Das stimmt ja, was du sagst Picolina, aber wir sind wirklich anders und wer einmal einen Windhund hatte, der verliebt sich in seinen Charakter und seinen Körper. Kennst du das?", will Victor wissen.

"Ihr edlen Windhunde !
Fürsten und Könige aller Völker hielten euch zur Jagd, zu Freude und Spiel. Dichter aber besangen in allen Sprachen den schlanken Wuchs eures Körpers, eure Behendheit und Schönheit. Man muss euch gesehen haben über brache Wiesen und Äcker jagen, an wogenden Ährenfeldern vorbei oder über verschneite Fluren, die endlos sich dehnen. Leicht ist es für euch nicht, ihr Windgeborenen, stille zu halten, die ihr zum Rennen geschaffen. Da steht ihr dann mit fliegenden Nüstern, jede Muskel zum

Sprunge gespannt. Erster will jeder von euch sein –
jeder der Erste am Ziele.

Windhunde, ihr schlanken Gesellen, feurigste Rassen, Boten des Windes, seid mir gegrüßt."

(Rasswet)

„Wir sind jetzt zwar im Himmel, aber nicht auf
dem Mond. Ich habe mal im Internet nachschauen
lassen, da sind bei Google 10.300.000 Einträge bei
Dobermann und zum Vergleich 1.450.000 beim
Windhund." Svenja, die zauberhafte Doberfrau
kann die Beweihräucherung der Windhunde nicht
mehr mit anhören.

„So wird ein Dobermann beschrieben" erklärt
Svenja voller Stolz: "Die Grundstimmung des ras-
setypischen Dobermanns ist friedlich, in der Familie sehr anhänglich, treu und kinderliebend. Außerdem ist er sensibel, aufmerksam/wachsam, sehr
intelligent und folgsam."

(FCI-Rassestandard "Dobermann)

Die anderen Hunde sind beeindruckt bis auf
Mobbi, der Dackel, der hat nämlich auch den Boss
gebeten im Internet zu schauen, was da unter seiner
Rasse steht. „Gut, Deine Rasse hat mehr Einträge
bei Google, aber wir sind auch beschrieben und
haben ein Gedicht. Das geht so:

"Der Dackel, das weiß jeder Kenner,
ist ein eingefleischter Sofapenner.
Er liegt am liebsten leicht erhöht,
wer unten ruht, der ist doch blöd.

Er schlummert frei von Bodenkälte,
mit Glück kriegt er auch keine Schelte.
Eng wird`s nur, wenn Gäste kommen,
die auch das Sofa hab's erklommen.
Zunächst sitzt er dann Aug` in Aug`,
denkt, ob der Gast wohl `was taugt?
Kann der die Nähe gut ertragen,
dann ist ein Schoßschlaf wohl zu wagen.
Der Hund genießt am laufenden Band
des lieben Gastes Kraulehand.
Wie gut, dass es die Sofas gibt,
der hätt` sich nie so lang` gebückt.
Dann heisst`s sich auf den Rücken dreh`n, der Gast
muss auch das Bäuchlein seh`n.
Der Vorderfuß ragt in die Luft,
der Gast riecht puren Pfotenduft.
Ist der Besuch auch jetzt noch nett,
dann hat er einen Stein im Brett."

(Verfasser UNBEKANNT)

Benji, Sir Henry und Lancelot haben jetzt genug gehört, sie rennen sofort zum Boss.

„Die Hunde geben mit ihrem Internetwissen an, wir wollen da mitreden könne. Bitte schaue mal, was über uns da steht." sagt Sir Henry, der es gar nicht leiden kann, wenn andere schlauer sind als er. „Dann kommt mal mit, wir suchen zusammen etwas über eure Rasse." Der Boss hat gerade Zeit.

„Benji, ihr Pons habt 31.4000 Einträge und das ist eure Beschreibung bei Wikipedia":

"Der PON hat heute einen Platz als Familienhund gefunden und erfreut sich wachsender Beliebtheit. Stark auf seine Menschen geprägt ist er Fremden gegenüber zunächst reserviert. Innerhalb seiner Familie ist der PON sehr anhänglich und verspielt, nimmt aber auch pflichtbewusst seine Aufgabe als Wachhund wahr: Besucher werden zuverlässig gemeldet. Er zeigt typischerweise ein ausgeprägtes Hüte verhalten, Jagdverhalten ist hingegen wenig bis gar nicht ausgeprägt.

Seine Erziehung gestaltet sich mit liebevoller Konsequenz einfach. Dabei ist es für ihn wichtig, seinen Lebensmittelpunkt in der Familie zu haben. Eine Zwingerhaltung ist daher ausgeschlossen."

„Das stimmt nur zum Teil, überhaupt, Familienhund, da kann ich nur lachen, ich bin kein Familienhund, wegen solchen Familien, bedeutet ja auch Kinder, bin ich zum Angstbeißer geworden. Ich muss, wenn ich mal Zeit habe, unbedingt was über mich und meine Rasse schreiben", empört sich Benji.

Der Boss zeigt Lancelot, was über seine Rasse da steht:

"Dieser Hund benötigt viel Auslauf und Platz. Er kommt gut mit Artgenossen aus; seinen Rudelführer verteidigt er ohne Furcht, ist aber sonst gutmütig und wenig misstrauisch gegenüber Fremden, nicht als Wachhund geeignet. Er wird oft als stur und dickköpfig beschrieben, daher ist eine konsequente Erziehung wichtig.

Malamutes sind die stärksten und größten aller Schlittenhunde. Im Gegensatz zum Husky, der besonders auf Geschwindigkeit gezüchtet wurde, ist der Malamute mehr für das Ziehen schwerer Lasten gezüchtet worden."

„Wusste ich es doch, mein Herrchen hatte keine Ahnung. Von wegen viel Auslauf und Ziehen von schweren Lasten, der ist mit mir ins nächste Café gegangen, dort musste ich unter dem Tisch liegen, während er die Frauen angequatscht hat. Aber ich liebe ihn trotzdem, denn vor den 5 minütigen Heimwegen habe ich ein Eis bekommen", brummt Lancelot.

„Sir Henry, Du hast 1.080.000 Einträge und folgende Beschreibung."

"Als ehemaliger Herdenschutzhund bewacht der Bobtail alles ihm Anvertraute, ist aber umgänglicher als die Mehrzahl der Herdenschutzhunde. Als ehemaliger Arbeitshund braucht er Beschäftigung und viel Bewegung. Er braucht eine konsequente Erziehung, nimmt aber hartes Vorgehen übel; auch darf der Mensch nicht erwarten, dass er alles sofort und unbedingt befolgt."

„Trifft zu. Meine Familie und später mein Frauchen alleine, habe ich sehr gut bewacht. Wenn wir mit mehreren Menschen spazieren gegangen sind, bin ich immer um alle herum gerannt, damit mir keiner abhanden kommt. Da Frauchen auch selten gemacht hat, was andere ihr gesagt haben, passten wir prima zusammen." Sir Henry ist zufrieden.

14

Es ist Abend, die Hunde beobachten ihre Menschen, Tierfreunde, ihre Straßen und ihre Tierheime. Benji sieht sein Frauchen, die leichtsinnig auf dem Holzhaufen vor der Gartentür herumturnt. In dem Haus, in dem Benji nie gewohnt hat, weil er da schon im Hundehimmel war, heizt Frauchen einen kleinen Ofen mit Holz und deshalb hat sie 8 Meter geschnittenes Holz gekauft, das sie in das schmale Kellerfenster werfen muss. Im Moment deckt sie den Haufen mit Planen ab, weil es bald regnet. Verdammt, denkt Benji, das geht schief, die Holzscheite rutschen. Benji konzentriert sich, entspannt seinen Körper, leert seinen Zwischenspeicher im Gehirn, der sich noch mit der mangelhaften Beschreibung einer Rasse beschäftigt, und schickt Frauchen seine Botschaft. „Sofort heruntersteigen, nachdenken, Stabilität überprüfen." Caroline stutzt, schaut neben sich, hat da jemand was gesagt? Komisch, denkt sie, das passiert öfter, ich höre Stimmen, hoffentlich werde ich nicht verrückt. Plötzlich merkt sie, dass der Haufen instabil ist, steigt schnell herunter und überlegt, wie das Problem mit den Planen gescheiter lösen kann.

„Uff, noch mal gut gegangen", seufzt Benji.

„Toll gemacht Benji. Ich will das auch lernen", sagt Picolina, die alles beobachtet hat.

„Das bringe ich dir ein andermal bei." Benji ist müde.

„Verdammt nochmal, jetzt sitzt die Franziska an ihrem Geburtstag wieder mit diesem Dieter zusammen auf meiner Terrasse." Strolchi ist richtig sauer. „Wage ja nicht, meinem Frauchen wieder weh zu tun", Strolchi beamt seinen Geist auf die Erde mitten in den Cortex von Franziska, dort sitzt der Verstand mit ca. 50-100 Milliarden Nervenzellen. Message lautet: Misstrauen, Zweifel, Vorsicht, nicht alles glauben, kein Seelenstriptease, Rückzug, schläfrig werden, Verabschieden, ins Bett gehen, an Strolchi denken. Franziska wird unruhig, ihr Verstand wacht auf, das Gespräch macht ihr keinen Spaß mehr, sie wird müde und schickt Dieter weg, geht ins Bett und träumt von Strolchi.

„Na bitte, geht doch. Hoffentlich kommt der Dieter nicht so bald wieder, das Beamen ist anstrengend." Strolchi ist sehr zufrieden und geht schlafen.

Damit die Hunde Einfluss auf ihre Menschen nehmen können, lernen sie im Hundehimmel die Anatomie des Gehirns, also nicht jedes Detail, aber die wichtigsten Areale, damit sie dort kein Durcheinander anrichten. Es wäre schon blöd, wenn Strolchi´s Nachrichten in der Amygdala nahe dem Hippocampus, also im Vorderhirn gelandet wären, dort sitzt ein Großteil der Gefühle. Franziska hätte die Nachrichten emotional verarbeitet, also in etwa so: ich bin misstrauisch, ich zweifle, ich bin nicht offen genug, jetzt muss auch noch gähnen. Kein Wunder, dass Dieter mich verlassen hat, ich bin nichts wert, ich habe kein Vertrauen, ich verschließe meine echten Gefühle, ich zweifle an seiner Aufrichtigkeit und gebe ihm das Gefühl, ich langweile mich. Was könnte passieren: sie schämt sich für nichts, bekommt wieder Herzrasen, Schweißausbrüche und Nackenschmerzen, kurz sie somatisiert, geht am nächsten Tag zum Arzt und der findet wieder keine körperlichen Schäden, sie fühlt sich noch mieser. Deshalb ist die Kenntnis der Anatomie des menschlichen Gehirns im Hundehimmel so wichtig.

15

Am nächsten Morgen geht Picolina zum mentalen Training und trifft dort Milano, der sehr schlechter Laune ist.

„Warum muss ich diesen Scheiß lernen, mein Frauchen hört ja eh nicht auf mich. Sie braucht auch keine Hilfe, ihr gelingt fast alles, sie hat Spaß am Leben, züchtet Pferde und reitet mit ihrem Mann durch die Gegend. Kurzum sie ist ein Sonnenschein. Den Barsoi, den sie jetzt hat, kann ich von hier aus nicht ärgern, will ich auch nicht, der ist o.k."

„Wenn das so ist, dann suche dir andere Menschen, die Hilfe brauchen." Picolina versteht ihren Jugendfreund nicht.

„Wie soll ich die denn finden?", fragt Milano, dem der Vorschlag nicht wirklich gefällt.

„Wir treffen uns nachher beim Boss und fragen ihn", antwortet Picolina, die sich schon gut im Hundehimmel eingelebt hat.

Bevor die beiden zum Boss gehen, rennen sie noch schnell über die Wiesen, graben ein paar Löcher und freuen sich ihres Daseins.

„Milano, das ist kein Problem, wir schauen heute Abend gemeinsam durch das Loch und ich zeige dir Menschen mit Tieren, die Hilfe brauchen. Du musst das aber nicht tun, du kannst im Hundehimmel auch einfach so existieren, nur Spaß haben und genießen. Also überlege dir genau, ob du überhaupt anderen Menschen auf der Erde helfen willst", erklärt der Boss.

Milano schaut hilfesuchend zu Picolina.

„Wir überlegen uns das gemeinsam mit unseren Freunden", schlägt Picolina vor.

Am Nachmittag treffen sich, Milano, Picolina, Benji, Sir Henry, Lancelot, Strolchi, Moppi und Tapsi.

„Also ich helfe nur meinem Frauchen, alle anderen Menschen, die ich getroffen habe, mochten mich nicht", sagt Benji und will gehen.

„Darüber wunderst du dich? Du hast doch jeden gebissen, der dich anfassen wollte", empört sich Picolina

„Picolina, du hattest ein schönes Hundeleben, du kannst da nicht mitreden. Mich haben die Menschen geschlagen und getreten. Meinst du ich bin bissig auf die Welt gekommen? Ich war ein kleiner Hund, der die Menschen lieben und beschützen wollte. Aber die Menschen wollten meine Liebe nicht, sollte ich mich vielleicht weiter quälen lassen? Ich habe mich nur verteidigt und später, als ich endlich mein Traumfrauchen gefunden habe, hatte ich soviel Angst und musste mein Frauchen auch vor den bösen Menschen beschützen, da konnte ich nicht mehr anders, wenn Gefahr in Verzug war, musste ich beißen", erklärt Benji.

Picolina schaut den Benji ganz betroffen an, er hat ja Recht, sie versteht ihn.

„Tut mir Leid Benji, wirklich, ich bin nur von mir aus gegangen."

„Schon gut, Picolina", brummelt Benji und beschließt doch da zu bleiben, wer weiß, welchen Mist die anderen ohne seine Erfahrungen von sich geben, diese verwöhnten Couchpotatos.

„Du hast da wirklich ein schweres Leben gehabt, aber das bedeutet nicht, dass alle Menschen böse sind und wer soll den guten Menschen helfen? Die Menschen sind kaum noch für einander da", gibt Lancelot zu Bedenken.

„Stimmt. Ich habe gestern mein Frauchen beobachtet, die hat 8 Meter Holz vor der Türe liegen, das in den Keller geworfen werden muss. Meint ihr, da kommt irgendjemand, der ihr hilft? Ihr Exlebenspartner, der großmäulig versprochen hat ihr zur Hand zu gehen, lässt sich seit dem nicht mehr blicken. Eine Freundin besucht Caroline, setzt sich hin, trinkt Rotwein und sagt auch noch „Na, dein Holzhaufen wird auch nicht kleiner." Was völlig daneben ist, denn Caroline hat schon viel gearbeitet, und warum bietet sie ihre Hilfe nicht an? Dann kommt noch ein Mann zu Besuch, setzt sich hin, trinkt Gespritzten und meint, er würde auf jeden Fall helfen, aber heute sei er zu müde.

Noch ein Beispiel, vor einigen Tagen habe ich gesehen, dass mein Frauchen einen Hund vor dem Ertrinken rettete. Es war der Hund einer Bekannten, auf den mein Frauchen für einen Tag aufpasste. Sie ging mit diesem Hund an einem Fluss entlang, der nach langen Regenfällen eine reißende Strömung hatte.

Der Hund sprang ins Wasser und war verschwunden. Frauchen rannte am Ufer entlang und sah, dass der Hund an einer steilen Stelle sich mühsam nur mit den Vorderpfoten am Ufer festkrallte. Frauchen schmiss die Handtasche auf den Weg, kletterte herunter, packte den Hund am Halsband und zog ihn aus dem Wasser. Als sie nach oben schaute, wusste sie, dass sie niemals zusammen mit den Hund nach oben klettern konnte und während sie das dachte, verlor sie den Halt und stürzte rückwärts in die reißenden Fluten.

Der Hund, der alleine da auch nicht hoch konnte, sprang hinterher. Beide wurden mit der Strömung flussabwärts gezogen. Frauchen konnte keinen Halt finden, sah aber plötzlich, dass der Hund eine seichte Stelle gefunden hatte. Mit letzter Kraft schwamm sie dorthin. Hund und Frauchen hatten sich gerettet und gingen gemeinsam zum Auto.

Frauchen erzählte das am Abend der Besitzerin des Hundes und die sagte. „So etwas würde ich niemals tun, das ist viel zu gefährlich, du hättest umkommen können."

Das war es, nicht mal danke sagte sie. Na prima, so sind die Menschen zueinander. Ich erinnere mich aber auch daran, dass Frauchen nicht immer hilfsbereit war, damit hier nicht der Eindruck entsteht, nur ihr wäre Hilfe verweigert worden." Benji ist richtig sauer.

„ Wir können daraus schließen, dass es Menschen gibt, die weder Hilfe anbieten, noch Hilfe leisten oder undankbar für Hilfe sind", resümiert Strolchi.

„ Geiz ist eben nicht nur beim Kaufen geil", meint Milano und zieht seine Lefzen so weit nach hinten, dass es wie ein großes Grinsen wirkt.

„ Es gibt es auch andere Beispiele. Mein Frauchen hat eine Kundin, die kümmert sich sehr liebevoll um ihre verwirrte Schwägerin. Sie geht jeden Tag zu ihr, bringt Essen, säubert die Wohnung und hält zu ihr, wenn die Gemeinde der dementen Frau das Betreten des Schwimmbades verbietet. Dafür schenkt ihr die verwirrte Schwägerin ihr ganzes Vertrauen", gibt Sir Henry zu Bedenken.

„Ich weiß auch noch ein Beispiel für Hilfsbereitschaft", sagt Picolina." Mein Frauchen fuhr mit mir und Desi im Auto und plötzlich sah sie mitten auf der Straße zwei große weise Gänse. Eine Gans lag so komisch, die andere rannte um sie herum. Frauchen hat sofort angehalten, die kranke Gans in ein Tuch gewickelt und auf den Beifahrersitz gepackt. Die zweite Gans ließ sich nicht einfangen, weiß auch nicht, wo Frauchen die noch hätte hintun wol-

len, wahrscheinlich zu uns hinten in den Kofferraum. Viele Autos fuhren vorbei, keines hat angehalten. Wir sind dann zu einem Tierarzt gefahren,
als der die Gans sah fragte er entsetzt „Was ist
denn das?" „Eine verletzte Gans", antwortete Frauchen. „Und was soll ich da machen?" Und so was
nennt sich Tierarzt. Er hat dann aber doch alle
möglichen Leute angerufen und gefragt, ob die
zwei Gänse vermissen. Leider Fehlanzeige. Es gab
da aber eine Familie, die viele Tiere und einen Im-
biss direkt an der Bundesstraße hatte, die hat der
Tierarzt zuletzt angerufen. Ja, sie hätten zwei Gänse, die seien heute noch nicht gesehen worden. Also packte Frauchen die noch immer benommene
Gans wieder ins Auto. Der Mann meinte, es sei
seine Gans und er würde gleich die andere Gans
suchen. Das war ein Samstag, am Montag fragte
Frauchen bei dem Mann nach. Die Gans war gestorben, die zweite Gans hätten sie stundenlang
ohne Erfolg gesucht und als sie wieder zu Hause
waren, kamen ihnen ihre zwei Gänse entgegen."

„Die Frage ist doch, ob gegenseitige Hilfe in der
Welt überhaupt noch angesagt ist. Wer nicht hilft,
hat es einfacher, er muss seinen Hintern nicht hoch
kriegen oder seinen Geldbeutel öffnen. Der, der
hilft, wird vielleicht noch misstrauisch angeschaut,
so nach dem Motto, was will er von mir, wenn er
mir hilft. Tiere haben ein Ziel, die Sicherung des
Weiterbestandes ihrer Rasse und dafür brauchen sie
unter anderem Nahrung. Da helfen manche Tiere

sich gegenseitig um den Nachwuchs zu sichern. So einfach ist das.

Zum Beispiel die Ameisen, mein Herrchen hat mir das mal erklärt, sind den ganzen Tag auf Nahrungssuche für die Königin, sie kennen keinen Egoismus, deshalb finden sie immer den direkten Weg zum Futter, rennen hin und her und es kommt dabei nie zum Stau oder Chaos. Schaut euch die Autofahrer auf einer Autobahn an, sehen von weit oben wie Ameisen aus, rasen, drängeln, drohen und verursachen Unfälle, weil sie glauben ihr Ziel sei wichtiger als das der anderen Autofahrer, der Einkauf, ein Besuch, der Job oder weil ihr schneller Schlitten mal Gassi gehen muss", philosophiert Lancelot.

„Vergesst aber bei allem nicht die Menschen, die Tieren und Menschen helfen. Die Tierheime, die Tierschutzvereine, die Organisationen, die sich für den Schutz von Gorillas, Leoparden Delphinen, Walen, Seehundebabys usw. einsetzen. Unter uns Hunden gibt es auch viele die ausgebildet werden, um Menschen zu helfen, Rettungshunde, Wachhunde, Lawinenhunde, Assistenzhunde. Dann die Ärzte ohne Grenzen und so viele andere Hilfsorganisationen für Kinder, Behinderte, Arme und Kranke", sagt Strolchi.

„Ich kann ja nicht allen helfen, ich brauche einen Menschen oder eine Familie, die ich beschütze", sagt Milano.

„Willst du das?" fragt Picolina.

„Ich habe euch zugehört und ja, ich will", antwortet Milano.

„Dann gehen wir jetzt alle zum Boss und sagen ihm das", schlägt Picolina vor.

„Gut Milano, dann schauen wir heute Abend, durch das Loch und ich zeige dir Menschen mit Tieren, die deine Hilfe benötigen", sagt der Boss und freut sich.

16

„Sage mal, was hat es damit auf sich, dass wir unsere Menschen hier wiedersehen, wenn diese gestorben sind? Du kennst doch die Geschichte mit dem Regenbogen", fragt Benji seinen Kumpel Rick, einen großen felllastigen Mischling.

„Ich will meine Menschen nicht hier sehen, die haben mich an einem Parkplatz sitzen lassen sind in Urlaub gefahren und ich musste den Rest meines Lebens im Tierheim verbringen", antwortet Rick traurig.

„He Kumpel, jetzt bist du im Hundehimmel, es geht dir gut und ich bin dein Freund, der dich nie im Stich lässt", tröstet Benji, der auch seine liebenswürdigen Seiten hat.

„Hast ja Recht Benji, ich habe es schon erlebt, dass Menschen hier aufgetaucht sind, das war ein großes Freudenfest für ihre Hunde. Der Boss sagte mal, dass nur die Menschen hierher kommen, die es wirklich wollen, ganz fest an den Hundehimmel glauben, denn wir sind ja hier reine Glaubenssache, und die Hunde es sich auch wünschen.

Neulich habe ich gehört, wie der Boss mit dem Boss vom Menschenhimmel darüber diskutiert hat, ob man eine Brücke zwischen dem Menschen- und dem Hundehimmel errichten sollte, dann könnten die Hunde ihre Menschen und umgekehrt besuchen, wann immer sie wollen. Also mir gefällt der Gedanke nicht, wenn ich dann die Frau aus dem Tierheim besuche, die immer lieb zu mir war, treffe ich vielleicht meine früheren Besitzer, also nein Danke", sagt Rick.

„Aber Rick, so böse Menschen, die dich im Stich gelassen haben, kommen doch gar nicht in den Menschenhimmel, die hocken bis in alle Ewigkeit auf dem kältesten Planeten Neptun, dort beträgt die Temperatur bis zu -218 C, da frieren sie sich den Arsch ab, schauen auf den Neptunmond Triton, der noch kälter ist und sich anders herum dreht als Neptun, wovon es ihnen regelmäßig schwindelig wird, also so stelle ich mir das vor", informiert Benji.

„Wenn du das glaubst, dann glaube ich das jetzt auch. Gut, dann stimme ich der Brücke zu. Habe nämlich auch gehört, dass der Boss darüber abstimmen lassen will." Rick ist wieder gutgelaunt.

17

Es ist Abend im Hundehimmel. Alle Hunde gehen zum bunten Wasser und sind sehr gespannt, ob Milano Menschen findet, die seine Hilfe brauchen, diese Neuigkeit hat sich schnell im ganzen Hundehimmel herum gesprochen.

„Da siehst du einen Mann, der letztes Jahr seine Lebenspartnerin verloren hat, sie ist beim Einkaufen plötzlich tot umgefallen. Die beiden wohnten in einem Haus zusammen mit der Mutter der Lebenspartnerin, fünf Katzen, vielen Gänsen, zwei Chinchillas, einem Hasen und einem Meerschweinchen. Die Mutter ist jetzt im Altersheim, alle Tiere bis auf zwei Katzen sind verschenkt worden und der Mann muss aus dem Haus ausziehen, weil es verkauft wird, damit das Altersheim sein Geld bekommt.

Der Mann hat eine Wohnung in seinem eigenen Haus, in dem auch seine Tochter lebt. Diese Tochter mag keine Katzen und jetzt ist der Mann sehr verzweifelt, weil er die Katzen liebt, die aber schon zu alt sind, um für sie neue Besitzer zu finden und ins Tierheim will er sie nicht geben. Er hat versucht, sie im Gut Aiderbichl unter zubringen, aber die haben ihn nur vertröstet und sich nie wieder gemeldet.

Das Gut Aiderbichl ist in Österreich und nimmt Tiere auf, die keiner mehr will, die getötet werden sollen oder wie damals die Kuh Yvonne, weglaufen und für Schlagzeilen sorgen. Aber auch da sind Menschen, die nicht wirklich gut sind, sie sagen nicht klipp und klar, wir können deine Katzen nicht nehmen, nein sie machen glauben, dass sie sich darum kümmern und tun es dann nicht.

Das ist Stand der Dinge. Jetzt kannst du überlege, ob du diesem Mann und den Katzen helfen willst", sagt der Boss zu Milano.

Milano ist entsetzt „ Ich soll Katzen helfen? Das kann nicht dein Ernst sein. Auf der Erde hatte ich Katzen zum Fressen gerne. Niemals!"

„ Milano, wir sind zwar im Hundehimmel und es gibt auch einen Katzenhimmel, ursprünglich waren alle Tiere in einem Himmel zusammen, aber aus organisatorischen Gründen mussten wir das ändern. Hier gibt es keine Jäger und keine Gejagten mehr, alle Tiere sind gleichgestellt, egal ob Hund, Katze, Huhn, Wiesel, Elefant, Gorilla oder Hase, um nur einige aufzuzählen. Tiere halten zusammen und helfen sich egal welcher Gattung sie angehören. Wer, glaubst du, hat dir damals geholfen, als du mit einem großen Wildschwein gekämpft hast, dass dich so verletzt aber nicht umgebracht hat, was leicht hätte passieren können? Na, was denkst du? Es war die Katze, die Samiran in Polen umgebracht hat. Also reiße dich zusammen und rede nicht so einen Blödsinn", schimpft der Boss.

Milano kann es nicht glauben, eine Katze hat sein Leben gerettet. Das wirft seine Lebensphilosophie völlig über den Haufen. Da der Boss niemals lügt, muss es stimmen. Es dauert einige Minuten, bis Milano seine Gedanken gesammelt und antworten kann „ Das habe ich nicht gewusst. Kann ich diese Katze mal treffen, ich möchte mich bedanken?" „Einmal im Jahr kommen alle Tiere zusammen, dann kannst du das tun", erklärt der Boss, wieder milder gestimmt.

„ Ich will den zwei Katzen helfen, aber dazu brauche ich ganz viel Unterstützung, bei meinem Frauchen musste ich nicht viel tun, deshalb habe ich wenig Übung und keine wirkliche Erfahrung und schon gar nicht bei Katzen." Milano schaut hilfesuchend um sich.

Es entsteht eine wilde Diskussion darüber, wer Milano am besten helfen kann, alle reden durcheinander, bis Victor sich durchsetzen kann.

„ Ich bin ja der Barsoi, der vor dir bei Vanessa gelebt hat, also sind wir eng miteinander verbunden, obwohl wir uns erst hier kennen lernen konnten, ich werde das mit dir gemeinsam machen. Bist du damit einverstanden?" fragt Victor.

„ Danke Victor, wir werden zusammen überlegen, was wir tun können", sagt Milano dankbar.

18

„Picolina komm schnell, du sollst heute deine Lebensgeschichte erzählen", ruft Benji.

Picolina setzt sich ins Gras, schließt die Augen und beginnt mit ihrer Geschichte.

„Ich bin in Polen geboren, hatte viele Geschwister und Westis, die wurden auch dort gezüchtet. Frauchen hat sich eines Abends eine Geschichte ganz für mich alleine ausgedacht und sie mir so oft erzählt, dass ich selbst daran glaubte.

Ich war also noch ganz klein, aber schon schnell. Wir haben alle gespielt und plötzlich sehe ich, dass ein kleiner Westi durch ein Loch im Zaun davon rennt. So schnell ich konnte, bin ich hinter her. Da sehe ich, dass der Westiwelpe in den Fluss gesprungen ist, ich bin sofort hinterher und habe ihn mit meinen Zähnen im Genick gepackt und herausgezogen. Damals war ich noch keine Jägerin, deshalb habe ich ihn auch nicht geschüttelt, wie später die Hasen, wäre dem Westi schlecht bekommen. Mit dem kleinen Hund im Maul bin ich wieder durch das Loch zurück in den Hof. Da standen die Hunde, meine Züchterin und alle haben sich gefreut und mich ganz toll gelobt. Ist das nicht eine schöne Geschichte, die sich mein Frauchen da ausgedacht hat?

Zurück in die Realität. Eines Tages kam ein großes Auto, aus dem stiegen eine schöne blonde Frau und ein gut aussehender Mann. Sie schauten uns alle an und setzten sich zum Kaffee trinken an einen Tisch. Ich fand die beiden toll, deshalb bin ich zu dem Mann gerannt, habe meinen Kopf auf seine Knie gelegt und ihn angehimmelt. Dem Mann hat das gefallen und so haben die beiden mich mitgenommen.

Es war eine sehr lange Autofahrt und ich musste einige Male ins Auto kotzen. In dem Haus der beiden Menschen, es stand in Deutschland, lernte ich Bruno und Milano kennen, da ich aber so müde war, bin ich ganz schnell eingeschlafen. Am nächsten Morgen fuhr mich die blonde Frau zu einer anderen Haus. Das hat mich verwirrt. Dort stand eine Frau und strahlte über das ganze Gesicht. „Da bist du endlich, meine Picolina, herzlich Willkommen", sie hatte eine viel tiefere Stimme als meine Züchterin, die immer so hohe Töne von sich gab, wenn sie uns gerufen hat. Ich war sehr verunsichert, wo war ich denn jetzt, wer ist mein neues Frauchen?

Vanessa, die blonde Frau, sagte zu mir „das ist Caroline, Dein Frauchen".

Bevor ich mich von dieser Neuigkeit erholen konnte, latschte ein kleiner weißgrauer zotteliger Hund auf mich zu. „Wer bist du denn?"

„Im Moment weiß ich das auch nicht, ich bin ein Barsoi, komme aus Polen und soll Picolina heißen." „ Da haben wir etwas gemeinsam, ich bin auch in Polen geboren. Frauchen hat erzählt, dass ein Hundemädchen kommt.

Du siehst gut aus, ein bisschen dünn, aber das wird noch. Setze dich in Bewegung, ich zeige dir das Haus." Benji war an diesem Tag gutgelaunt, schließlich hatte er am frühen Morgen einer Angestellten von Frauchen ins Bein beißen können.

Es war ein schönes Haus mit zwei Stockwerken und einem großen Garten. Die blonde Frau streichelte mich und fuhr wieder weg. Ich wäre gerne bei ihr geblieben, schließlich war sie auch Polin und ich verstand unsere gemeinsame Sprache.

Am Abend nahm mein neues Frauchen mich mit in ihr Bett, legte Zeitungspapier auf den Boden und hatte mit mir eine unruhige Nacht. Vor Aufregung musste ich ganz oft Pippi machen, deshalb bin ich vom Bett gesprungen, landete auf dem Papier und das hat Frauchen gehört. Sie hat aber nicht geschimpft, sondern mich ganz lieb in den Garten gebracht, was ich da sollte, habe ich erst später kapiert, denn mein Pippi hatte ich ja schon im Bett gemacht und weil das ungemütlich war, bin ich aufgestanden. Mein Frauchen sagte oft „Picolina, an dir alles zu groß oder zu lang, dein Hals, deine Ohren, deine Zunge, die dir, wenn du auf der Seite liegst immer aus dem Maul rutscht und dein Herz." Das mit dem Herzen meinte sie damals symbolisch, sie konnte nicht wissen, dass mein Herz viel später auch medizinisch gesehen zu groß wurde.

Ich bin ja ein schneller Hund, aber mehr in den Beinen als im Kopf, deshalb habe ich lange gebraucht, um stubenrein zu werden, sagte jedenfalls Frauchen. Bei unserem ersten Spaziergang trafen wir im Wald auf einen Hund und ich habe ganz laut geheult, Frauchen hat das nicht verstanden und sich gesorgt. Ich hatte natürlich keine Angst vor Hunden, nur dieser Hund stand so weit oben, ich befürchtete, dass er herunter fällt. Später wusste ich, dass der Hund mit seinem Herrchen einen steilen Weg herunter kam, in Polen war alles flach, da hatte noch nie ein Hund von so weit oben auf mich herunter geschaut.

An den Vormittagen war Frauchen oben, da hat sie gearbeitet. In den ersten Tagen hat sie mich mitgenommen und alle Menschen dort, haben mich gestreichelt. Das wurde mir aber zu blöde, deshalb bin ich lieber unten bei Benji geblieben, habe im Garten Löcher gebuddelt, meine Spielsachen kaputt gebissen und geschlafen. Frauchen ist mit uns jeden Nachmittag Gassi gegangen, das war lustig. Benji war mir eh zu langsam, er war ja auch schon älter. Mit den anderen Hunden, die wir trafen, bin ich um die Wette gerannt, ich war immer die Schnellste. Leider fanden die Hunde das nicht so lustig wie ich, sie wollten lieber herumschnüffeln, sich balgen oder Stöckchen fangen, das war mir zu fad.

So nett die Spaziergänge auch waren, ich fühlte mich nicht müde. Im Garten musste Frauchen bis in die Nacht hinein mit mir spielen, was diese wiederum nicht so lustig fand. Nach einigen Monaten hörte ich, wie Frauchen zu Vanessa sagte, sie wolle noch einen Barsoi, damit die Picolina jemanden zum Rennen hätte. Bevor Desi in mein Hundeleben trat, kam der neuen Freund meines Frauchens und dessen Hund Lancelot.

Ich hatte mit beiden kein Problem, aber der arme Benji konnte sie nicht ausstehen, er tat mir sehr leid. Benji war ein prima Kumpel, war immer lieb zu mir, auch wenn er mich mal aus Versehen gebissen hat. Benji war mein Freund und weil er Lancelot nicht mochte, habe ich bei der Knurrerei zwischen den beiden, immer zu Benji gehalten.

Im Mai 2000 war es dann so weit, Desi kam mit einem Flugzeug aus Schweden, ich, Lancelot, mein Frauchen und ihr Lebensabschnittspartner haben sie am Flughafen abgeholt. Benji wollte nicht mit Lancelot in einem Auto sein und Lancelot konnte nicht alleine bleiben, da er gerne die Wohnungseinrichtung auseinander genommen hat, was bei seinem Herrchen des Öfteren vorkam.

Desi war sehr schüchtern. Eigentlich heißt sie Desiree, den Namen hat Frauchen ausgesucht, weil sie als Kind einen Liebesfilm mit Napoleon und Desiree gesehen hat. Desiree war Napoleon erste Liebe, er hat dann aber eine andere Frau geheiratet, aus Kummer darüber heiratete Desiree auch einen anderen Mann. Die Wege von Napoleon und Desiree kreuzten sich immer wieder und als Zeichen seiner Kapitulation als Feldherr überreichte er Desiree seinen Degen und sagte, sie solle ihn nicht wie einen Regenschirm halten.

Die ersten Tage blieb Desi in ihrer Box, in der sie im Flugzeug eingesperrt war. Ich mochte Desi sofort, sie war ein Barsoi, so hell wie ich und ein Mädchen. Benji tolerierte sie auch, es war ihm jetzt schon egal, wie viele Hunde Frauchen an schleppt, Hauptsache, er blieb der Herr im Haus und der wichtigste Hund für Frauchen. Es machte ihm auch nichts aus, wenn Desiree und ich seine Kissen aus dem Körbchen klauten und sie im Garten zerfetzten. Frauchen fand das nicht so lustig, beim fünften Kissen hat sie vor Wut so laut gebrüllt, dass die Nachbarin herüber kam.

Frauchen sagte damals das erste Mal „Ich mache Barsoi Hackfleisch aus euch." Hat uns nicht gestört, wir wussten nicht, was das ist. Immer noch besser als die Drohung, du kommst ins Tierheim, das sagte Hilde Heidenreich in einer Sendung mit Martin Rütter, zu ihrem Mops. Herr Rütter fragte dann mal nach, was der Mops denn nun machen soll, sich das Leben nehmen, oder was sonst? Frauchen fand das witzig, wir nicht.

Desiree, ich und oft auch Milano sind bei den Spaziergängen abgehauen und haben Hasen gesucht. Um genau zu sein, habe ich die Hasen gesucht, Desi stand herum und hat gewartet, ob ich einen Hasen finde, dann ist sie auch los gerannt. Endlich war ich nach jedem Gassi gehen müde und Frauchen mit den Nerven fertig. Milano und ich haben immer wieder zu unseren Frauchen zurück gefunden, Desi leider nicht, die stand irgendwo und wartete ganz still, bis Frauchen sie nach vielen Stunden, manchmal im Dunklen mit Taschenlampe endlich gefunden hat. Frauchen hatte da viel Geduld und Verständnis, weil sie auch keinen Orientierungssinn hatte.

Vormittags habe ich mir die Zeit damit vertrieben Frauchens, also aus meiner Sicht, unser Sofa zu zerfetzen, den Küchentisch abzuräumen und alles was so herumstand und lag in den Garten zu schleppen. Desi war da keine große Hilfe, sie wollte mich immer davon abhalten, manchmal glaubte ich, sie war sich zu fein für solche Späße.

Dazu passt auch die Geschichte, die Frauchen sich für Desiree ausgedacht hat: Desiree war ein kleiner Welpe in Schweden, tobte mit ihren Geschwistern herum und war glücklich. Ihre Züchterin holte einen kleinen Barsoi nach dem anderen, badete und bürstete sie, zeigte ihnen, wie man richtig steht und teilte ihnen mit, dass heute ein großer Tag sei, sie müssten sehr brav sein.

Desi´s Mutti und ihre Geschwister wurden in einer Reihe gestellt und dann rollten drei schwarze große Autos in den Hof. Schwarzgekleidete Männer stiegen aus, bildeten ein Spalier und einer von ihnen öffnete die Tür des dritten Autos. Aus diesem schwebte, so erzählte Frauchen, eine wunderschöne Frau in einem langen blauen Kleid mit einer Krone auf dem Kopf. Es war die schwedische Königin, die sich die kleinen Barsois anschauen wollte. Majestätisch schritt sie an allen Barsois entlang blieb vor Desi stehen und sagte „Was für ein schöner Hund". Diese Geschichte wollte Desi jeden Tag hören.

Ich liebte unsere Geschichten, sie gaben Desi und mir das Gefühl, etwas ganz Besonderes zu sein. Schlimm waren nur der Gesang und das Gequatsche von Desi. Diese hohen Töne, dabei streckte sie den Kopf nach oben, damit sie noch lauter und länger den Ton halten konnte, schmerzten meine Ohren. Zu allem Überfluss heulte Frauchen mit. Ich liebe Frauchen und Desi, aber das war oft so unerträglich, dass ich mir die Ohren zu gehalten habe. Einmal stießen wir beim Gassi gehen auf eine Beerdigung, so mit Blasmusik. Da fängt diese Desiree doch tatsächlich an, lauthals mitzumachen. Das war Frauchen peinlich, sie zog uns schnell in eine andere Richtung.

Wir haben Frauchens Nerven des Öfteren strapaziert, weil wir gerne weggelaufen sind, also nicht wirklich weggelaufen, wir waren nur schneller als Frauchen und Benji. Sie hatte Angst um uns, sagte oft, dass uns ein Auto überfahren oder ein Jäger totschießen könnte.

Haben wir nicht so richtig verstanden, schließlich ist sie ja mit uns jeden Tag im Auto gefahren und was bitte war ein Jäger? Wenn dann so ein Mann, den Frauchen Jäger nannte, sie beschimpfte, weil wir ohne Leine herum gerannt sind, dann hat

Frauchen aber losgelegt. Idiot, Blödian, waren mit die nettesten Beschimpfungen, die sie von sich gab. Einmal musste ihr Lebensabschnittspartner mit dem Auto kommen, um uns zu retten, weil der Mann sein Gewehr auf uns richtete. Das hat Frauchen dann in die Zeitung gebracht und die Entschuldigung des Mannes nicht angenommen. Also da konnten wir uns alle 100%zig auf Frauchen verlassen, die hat jeden zur Sau gemacht, der uns was Böses tun wollte.

Als ich fünf Monate alt war sind Vanessa und Frauchen das erste mal mit mir und Desi auf eine Windhunderennbahn gefahren, natürlich war Benji auch dabei, aber der wollte nicht rennen und blieb lieber im Auto. Wir lernten einem komischen Wedel, der ein bisschen nach Hase roch, hinterherzulaufen. Desi fand das blöd, mir und Milano hat es Spaß gemacht. Frauchen war so stolz, wenn ich schneller als Milano war.

Sie wünschte sich, dass Desi auch rannte und um sie zu motivieren, ist Frauchen einmal mit ihr auf der Bahn gerannt, aber weil Frauchen schneller als Desi war, hat sie das Ganze aufgegeben. Desi war halt unsere Schönheit, deshalb hat Vanessa sie auf Ausstellungen geschleppt, was Desi aber auch nicht gefiel.

Ich habe dann die Rennlizenz gemacht. Vanessa und Frauchen sind mit uns zu richtigen Rennen gefahren, da ich aber wusste, dass in Wirklichkeit der Hase nicht im Kreis herum rennt, bin ich einmal runter von der Bahn und habe ihn auf dem Gelände gesucht, schließlich bin ich ja nicht blöd, das war meine erste Disqualifikation. Die zweite bekam ich, weil mir so ein Idiot in der Box den Schwanz einklemmte, habe bis heute dort einen Knick, und ich gar nicht starten konnte. Viel schöner war das Coursing, da rannten wir kreuz und quer und über Hindernisse. Einmal sind wir alle in die Schweiz gefahren, haben in einem Hotel mit Aufzug gewohnt, ich weiß noch, dass Desi und ich große Angst in dem Lift hatten, aber Benji hat uns getröstet, er kannte das schon.

Zum Abschluss fuhren wir in einer Gondel mit vielen Barsois auf einen Berg, dort spielten wir im Schnee bis uns die Puste ausging.

Vanessa hat manchmal die Desi abgeholt und als sie wieder zurückkamen, war Desi richtig fertig und sauer, weil sie Ausstellungen hasste. Da muss man mit einem Menschen an der Leine im Kreis herumlaufen, den Kopf richtig halten, sich präsentieren und sich von einem wildfremden Menschen ins Maul schauen lassen, das ist widerlich, sagte Desi und ich musste ihr bei dieser Vorstellung recht geben. Mir ist das erspart geblieben, weil ich eine rosa Nase habe. Vanessa erklärte Frauchen, dass Hunde arbeiten müssen, schließlich würden wir sie ernähren und uns um sie kümmern. Frauchen war da anderer Meinung.

Am liebsten war ich am Waldsee, da gab es Hasen und Schafe, mein unverbesserliches Frauchen, ließ uns frei laufen und da ich schon immer neugierig war, wollte ich schauen, was da ganz hinten ist. Leider war es die Autobahn und Frauchen konnte mich gerade noch einfangen, bevor sie sicher einen Herzinfarkt bekommen hätte.

Desi gefielen die Hunde, die die Schafe abends bewacht haben. Die schliefen in Hundehütten und waren dort angekettet. Desi hasste es, wenn Hunde angebunden waren, deshalb hielt sie ihnen mindestens eine halbe Stunde lang einen lautstarken Vortrag über die Freiheit. Anfangs haben die Hunde noch mitgeredet, also gebellt, aber dann haben sie das bei der ausdauernden Desi aufgegeben, wurden ganz still und haben sich vielleicht später so ihre Gedanken über das Leben eines Schäferhundes gemacht.

Ich weiß nicht warum, aber plötzlich entschied Frauchen, dass wir nach Österreich ziehen. Bevor wir endgültig dort wohnten, haben wir alle die Möbel dorthin transportiert. Frauchen ist mit uns drei Hunden auf einem großen Feld spazieren gegangen, nicht ahnend, dass es dort vor Hasen wimmelte. Das Paradies tat sich vor mir und Desi auf. Ich bin ja nach einer, wie ich fand, angemessene Zeit wieder zu Frauchen zurück, aber ohne Desi. Frauchen suchte verzweifelt nach Desi, denn sie wollten ja wieder zurück nach Deutschland fahren.

Sie fragte in jedem Haus in der Nähe, ob die Bewohner Desi gesehen hätten. Wieder im neuen Haus, gab es natürlich Krach mit dem Lebensabschnittspartner. Plötzlich brauste ein Motorrad heran und der Mann darauf sagte, wir suchten doch einen großen weißen Hund, ein solcher stehe neben ihrem Haus und heult. Nichts wie hin, und da stand in der Tat Desi und heulte, wie nur Desi heulen kann. Meine Güte hat sich die Desi gefreut, als Frauchen und ich kamen. Sie war gar nicht weit weg, von der Stelle, an der Frauchen sie gesucht hat, nur wenn Desi Frauchen rufen hört, war sie immer ganz still, erst wenn sie nichts mehr hörte, begann sie zu heulen.

Benji weigerte sich im Haus zu leben, deshalb holte Frauchen ein Auto, das war kaputt und sie bekam es geschenkt, in dem wohnte Benji, bis er eine Hundehütte bekam. Der Lebensabschnittspartner meines Frauchens kam anfangs zu Besuch, später blieb er ganz da. Das war nicht gut, die beiden Menschen verstanden sich nicht und Frauchen hat oft geweint und der Mann schwieg oder brüllte sie an. Jetzt konnte ich Benji´s Abneigung verstehen.

Für uns Hunde war es toll, wir hatten einen großen Garten und Liegeplätze mit Decken und Spielzeug im Freien. Im Haus lagen wir auf den Sofas und in Frauchens Bett. Der Lebensabschnittspartner fand Letzteres nicht so toll, er schlief mit Frauchen im Wohnzimmer auf einer ausziehbaren Couch. Er hat die Argumentation meines Frauchens, dass das Schlafzimmer feucht sei, nie wirklich akzeptiert und wenn ich ehrlich bin, ich auch nicht. Aber so war Frauchen eben. Später hat sie das Schlafzimmer gestrichen und die beiden Menschen haben dann dort geschlafen. „Man muss halt Kompromisse machen", erklärte mir Frauchen, aber gern hat sie das nicht getan.

Nach etwa zwei Monaten packte Frauchen uns ins Auto und wir fuhren das erste Mal auf den Windhunderennplatz. Frauchen wollte schon vorher mit uns dahin und wurde auch Mitglied, bekam aber von der Kassiererin des Vereins keinen Schlüssel für das Tor. Da Frauchen mittlerweile kapiert hat, dass sie uns in Österreich nicht frei laufen lassen kann, da gab es nämlich sehr böse Jäger, mussten wir mitten im Sommer jeden Tag stundenlang an der Leine herumlaufen, was wirklich ätzend war.

Auf der Windhunderennbahn hat es uns gut gefallen, so viele kleine und große Windhunde, ein Fest. Ich bin auch einige Male gerannt, aber irgendwie habe ich es nicht bis zum Ziel geschafft, mir ging an der zweiten Kurve die Luft aus. Viel später sagte Frauchen, dass sich wohl damals schon mein krankes Herz bemerkbar gemacht hat. Auf den Windhunderennplatz lernte ich viele Hunde kennen unter anderem Don Juan, Hetti, Ranja, Foreman, Winni, viele Whippets, die Wölfe und den Saluki von RIK, den Frauchen als Liedermacher sehr verehrte und über dessen frühen Unfalltod sie so erschüttert war, einige davon sind hier im Hundehimmel. Desi und ich waren gerne dort und Benji durfte auch mit, aber mit der strengen Auflage, nicht zu beißen.

Lancelot, der nur kurz mit uns zusammen wohnte, starb ganz plötzlich. Benji fand das toll, Desi und ich waren traurig. Eineinhalb Jahre später ist auch Benji in den Hundehimmel gegangen. Frauchen hat sehr geweint, Desi und ich auch.

Nach drei Jahren zogen wir leider in ein anderes Haus mit Innenhof und einer Wiese außerhalb des großen Tores. Es war kein gutes Haus, es haben bestimmt mal böse Menschen dort gewohnt, außerdem waren die Wände schrecklich feucht und die Vermieterinnen zum kotzen.

Frauchen hat bei einem Spaziergang mit uns, eine Frau mit zwei Golden Retriever, Belina und Dorli getroffen, sie wurden gute Freundinnen und wir waren sehr oft bei ihr. Weil der Lebensabschnittspartner von Frauchen für sie immer schwieriger wurde und er im Winter nur dann heizte, wenn er zu seiner neuen Freundin fuhr, sind wir zu Belina und Dorli gegangen, damit sich Frauchen duschen und die Haare waschen konnte.

Eines Tages hatte Frauchen die Nase voll, wir zogen in ein kleines Haus mit Garten. Es war sehr gemütlich dort, endlich keine Streitereien mehr, zwei Sofas im Garten, ein Sofa im Wohnzimmer und ein Doppelbett im Schlafzimmer, die alle uns gehörten. An unseren Geburtstagen, Weihnachten und Ostern gab es Pfannkuchen. Frauchen musste zwar jeden Vormittag arbeiten, aber das störte Desi und mich nicht.

Ich war jetzt schon 8 Jahre alt und das mit dem Hasen klappte nicht mehr so richtig, deshalb jagte ich erfolgreich Wasserratten, die leider ungenießbar waren.

Jeden Morgen und jeden Abend bekam ich von Frauchen Käse in den Mund gesteckt, darin waren Tabletten für mein Herz, das war krank und Frauchen hat oft ihre Hand darauf gelegt, um zu prüfen, wie es schlägt. Manchmal war sie deshalb sehr traurig und hat gesagt, dass ich noch ganz lange leben muss, weil ich und Desi die wichtigsten Lebewesen für sie sind. Klar, was denkt sie denn, ich bleibe ewig bei ihr, dachte ich damals.

Desi wurde ein bisschen faul, deshalb sind Frauchen und ich manchmal alleine spazieren gegangen, am Anfang war das sehr ungewohnt für mich, aber mit der Zeit hat es Spaß gemacht. Wir sind ganz gemütlich durch den kleinen Ort gegangen, Frauchen hat sich die Häuser und deren Gärten angeschaut und ich habe die neusten Nachrichten der anderen Hunde erschnüffelt. Nach unserer Rückkehr habe ich alles Desi erzählt. Ihr wisst schon, wie das geht, sie roch zuerst an meiner Schnauze, damit wusste sie, wo ich war und dann an meinem Hintern, um meine Gefühlslage zu eruieren.

Als mir dass mit den Wasserratten auch zu anstrengend wurde, buddelte ich Mäuse aus. Dafür habe ich mich mächtig ins Zeug gelegt, während Desi sich gemütlich hinlegte und mir zuschaute. Einmal ist was ganz blödes passiert. Ich grabe wie eine Verrückte und die Maus, die schon ganz nahe meiner Schnauze war, springt plötzlich aus einem anderen Loch heraus und direkt in Desi´s Maul. Die Welt ist auch zu Hunden nicht immer gerecht.

Etwa dreimal die Woche sind wir mit Frauchen spazieren gegangen, die anderen Tage haben wir uns davon erholt.

Nach einigen Monaten sind wir einmal pro Woche und dann gar nicht mehr Gassi gegangen. So haben wir Frauchen das Gassi gehen abgewöhnt. „Morgen fahren wir auf den Windhunderennplatz", das hat Frauchen immer großartig angekündigt, dabei wussten wir das schon, weil sie den kleinen grünen Rucksack aus dem Schrank geholt hat. Desi und ich sind immer mitgefahren, ich habe die anderen Hunde begrüßt, mich auf den Teppich im Clubhaus gelegt, so dass alle über mich steigen mussten und Desi hat herumgestanden und sich gelangweilt.

Es war im April 2012, da bekam ich so schlecht Luft, Frauchen dachte, es käme von meiner Herzerkrankung, als es aber auch nach so kleinen weißen Tabletten, nach denen ich so viel pinkeln musste, nicht besser wurde, fuhr sie mit mir zum Tierarzt. Dieser Mann, den ich bald hasste, erklärte meinem Frauchen, dass ich eine Gaumensegellähmung habe und das müsste dringend operiert werden, weil ich sonst ersticke. Danach hat Frauchen so oft geweint, da wusste ich, es kommt was Schlimmes auf mich zu.

Beim Tierarzt mussten wir lange warten, Desi blieb im Auto, weil sie große Angst vor der Tierklinik hatte. Dann bekam ich eine Spritze wurde müde und man trug mich auf einem Tisch raus. Da habe ich Frauchen nochmal angeschaut und sie innerlich gefragt, warum sie mir das antut. Die Operation habe ich überstanden und Frauchen hat sich unglaublich gefreut, sie wartete die vielen Stunden in der Tierklinik auf mich.

Danach erzählte sie mir, dass sie mit Desi zwischenzeitlich spazieren gegangen ist und als sie Desi wieder ins Auto bringen wollte, zog diese sie an der Leine in die Tierklinik. Desi wollte schauen, wo ich war und hat ihre Panik überwunden. Desi hat sich auch riesig gefreut, als ich endlich wieder im Auto war.

Zunächst ging es mir gut, aber ich konnte nicht mehr bellen. Das war für Frauchen und für mich ganz entsetzlich. Es dauerte leider nicht lange, dann bekam ich Fieber, Lungenentzündung und Antibiotika. Beim Fressen und Saufen verschluckte ich mich fast immer. Es ging mir immer schlechter und an einem Donnerstag konnte ich nicht mehr. Frauchen saß im Garten schaute mich an und wusste, es war soweit. Sie hat mich ganz alleine in die Tierklinik gefahren, diskutierte dort mit der diensthabenden Ärztin, ob oder ob nicht. Frauchen setzte sich zu mir auf den Boden, ich habe das gespürt aber sonst bekam ich fast nichts mehr mit. Frauchen sprach mit mir, dankte mir für die wunderbaren Jahre und sagte, dass ich jetzt gehen darf. Als die Ärztin, die ihren Chef anrief, um zu fragen, was man noch für mich tun könnte und der natürlich wegen der Kohle sagte, sie soll meine Lunge beiderseits röntgen und mir zum dritten mal ein anderes Antibiotika geben, sagte Frauchen „Nein, die Picolina kann nicht mehr, ich lasse sie gehen."

19

Bello und Svenja liegen faul im Gras und unterhalten sich darüber, wie Menschen mit ihren Hunden umgehen sollten. Dabei fällt Bello folgendes ein:

"Klare Regeln für den Hund

Der Hund darf nicht ins Haus.
Ok, der Hund darf ins Haus, aber nur in bestimmte Räume.
Der Hund darf in alle Räume, aber nicht auf die Möbel.
Der Hund darf nur auf alte Möbel.
Also gut, der Hund darf auf alle Möbel, aber nicht mit ins Bett.
Ok, der Hund darf ins Bett, aber nur manchmal.
Der Hund darf im Bett schlafen, wann immer er möchte, aber nicht unter der Decke.
Der Hund darf nur manchmal unter der Decke schlafen.
Der Hund kann jede Nacht unter der Decke schlafen.
Menschen müssen um Erlaubnis bitten, wenn sie mit dem Hund unter der Decke schlafen möchten."

(Verfasser unbekannt)

Svenja muss so lachen, dass sie Schluckauf bekommt und Bello ihr den Rücken klopfen muss, was er sehr gerne tut, nur muss Svenja sich dafür auf die Seite legen, denn Bello ist ein Chihuahua und Svenja eine Doberfrau.

Bello findet seinen Namen eher unpassend für die Rasse, der er angehört. Für ihn klingt Bello mehr nach Schäferhund oder Labrador.

„Wie haben dich deine Besitzer erzogen?", will Svenja wissen.

„Gar nicht, mein Frauchen, ein Mann würde sich einen so kleinen Hund kaum zulegen, hat mich überall hin mit genommen und weil sie so eine reiche Tussi war, musste ich immer das gleiche anziehen wie sie", beschwert sich Bello.

„Was meinst du mit "anziehen", wir Hunde tragen doch keine Kleider, höchstens mal eine Decke im Winter für die Weicheier?" Svenja ist verwirrt.

„Ach Svenja, du hast ja keine Ahnung was manche Menschen so mit ihren Hunden anstellen. Es gibt Geschäfte, in denen kannst du "alles für den Hund" kaufen. Glitzerhalsbänder, Schuhe, Mützchen, Kleidchen oder Anzüge, Brillen usw. Geschlafen habe ich in einem Hundebett von Karli Bianco Orso aus rotem Kunstleder mit einem Langflorplüschkissen und gefressen aus einem Hundenapf von GAI A& GINO. Mein Frauchen, kaufte fast jede Woche dort ein, damit ich farblich und stilistisch zu ihrem Outfit passte. Als wir zum Oktoberfest nach München reisten, musste ich eine Lederhose mit Wildlederoptik und Edelweiß-Verzierungen anziehen und auf einer Hochzeit traf ich eine Chihuahua Hündin, die hatte frau in ein Hochzeitskleid gesteckt, ihr Frauchen erklärte meinem Frauchen „Schauen sie mal dieses hübsche Dekor aus glänzenden Steinen. Auf der Rückenseite sind Perlen und eine Schleife. Den Rock säumen entzückende Rüschenkanten, eine Perlenschnur und Spitzen am Hals komplettieren das Kleid. Als besonderes Extra habe ich ihr noch einen Schleier gekauft."

Mein Frauchen war entzückt und ich froh, dass ich ein Rüde bin.
Ich habe mich oft geschämt, wenn ich beim Gassi gehen einen normalen Hund traf, der mich natürlich ausgelachte. Aber in "unseren Kreisen" war das total In, ja so zu sagen ein Muss, da hätten mich sonst die Schickimickihunde verspottet. Auf der anderen Seite wurde ich sehr verwöhnt, bekam das beste Fressen, ruhte auf einer Decke, die mit einem Stoff von Laura Ashley bezogen war, fuhr in einer großen Limousine, hatte ein Dienstmädchen, die mit mir Gassi und zum Dog Coaching ging, damit ich mich vor der Kamera gut präsentieren konnte und mein Fell pflegte", erklärt Bello

„Das klingt ja echt schrecklich. Hattest du denn keinen Job, also ich meine, musstest du nichts tun?", fragt Svenja

„Ich lebte wie mein Frauchen, die von Beruf Tochter eines reichen Hotelkettenbesitzers war. Was hätte ich kleiner Hund denn arbeiten sollen? Bello versteht nicht ganz, was Svenja meint.

„Ich habe meine Familie, das Haus und die Fabrik bewacht, war sehr aufmerksam und unerschrocken. Ich dachte alle Hunde hätten eine Aufgabe und wenn sie diese gut machen, werden sie gelobt und bekommen Fressen. So gar diese eingebildeten Windhunde arbeiten für ihr Fressen, sie jagen und wenn sie das nicht dürfen, gewinnen sie ein Rennen für ihre Besitzer oder bekommen eine gute Note bei den Ausstellungen", gibt Svenja zu Bedenken.

„Es leben ja auch nicht alle Chihuahuas so, ich war für mein Frauchen so was wie ein Pelz, den frau heute nicht mehr tragen kann. Sie trug mich auf dem Arm begrüßte die vielen Menschen auf der Party, lächelte gekünstelt in die Kameras und danach übergab sie mich dem Dienstmädchen. Als ich zu alt für diese Auftritte wurde, hat sie sich sofort einen neuen Hund gekauft. Aber trotz all ihrer Macken war sie auch nett, sie hat mich behalten bis ich ganz von alleine für immer eingeschlafen bin", erzählt Bello.

Rudi, ein ehemaliger Jagdhund kommt vorbei und hört, was Bello gesagt hat.

„Da hattest du aber ein schönes Leben, ich musste als Welpe in die Hundeschule, da durften wir nicht spielen, nur trainieren, später wurde ich zum Jagdhund ausgebildet, das war schrecklich. Wir wurden geschlagen, bekamen Elektrohalsbänder und einige von uns wurden bei Übungen auch angeschossen.

Die meisten Jäger lieben ihre Hunde nicht, die benutzen sie nur. Wenn mich mein Herrchen nicht für die Jagd brauchte, hat er mich in einen dunklen Verschlag eingesperrt. Bei einer Jagd bin ich in eine Falle getreten, die hat mir den ganzen Vorderlauf aufgerissen und die Knochen gebrochen. Mein Herrchen hat mich nicht gerettet, er erschoss mich an Ort und Stelle. Er sagte noch zu mir „du blöder Hund, jetzt bist du auch noch in die Falle gelaufen, die ich gelegt habe." Ich bin so froh, im Hundehimmel zu sein, da geht es mir tausendmillionenmal besser als auf der Erde."

„Armer Rudi, was für ein leidvolles Leben du führen musstest. Ich bin ganz normal erzogen worden, war auch in der Hundeschule und danach hat mein Herrchen mit mir trainiert, er hatte dabei viel Geduld und war immer freundlich. Weil mein Herrchen lieb war, habe ich mich sehr angestrengt, schnell gelernt und ganz alleine die riesengroße Holzfabrik bewacht", berichtet Svenja, die Doberfrau

„Ich hatte eine ganz besondere Ausbildung, ich bin nämlich Assistenzhund." Belina hat sich schon vor einiger Zeit zu den Hunden gesellt und zugehört.

„Was macht ein Assistenzhund?", fragt Bello, der sich langsam ein bisschen blöde vorkommt, weil er nichts gelernt hat.

„Wir lernen behinderten Menschen im Alltag zu helfen. Manche diese Menschen sitzen im Rollstuhl und können nicht alleine Türen aufmachen, Schuhe ausziehen, Schublade öffnen, einen heruntergefallenen Gegenstand aufheben, alleine mit dem Rollstuhl einkaufen fahren und vieles mehr. Wir haben eine lange Ausbildung und wenn wir fertig sind, können wir das alles für den Menschen erledigen. Manche von uns können auch Krankheiten riechen oder Krampfanfälle vorher spüren", berichtet Belina voller Stolz.

Die anderen Hunde schauen sie voller Bewunderung an.

„Wer kümmert sich aber dann um dich? Du brauchst Fressen und Trinken. Was ist wenn du krank wirst?", will Rudi wissen.

„Unsere Ausbilder sorgen dafür, dass immer noch eine gesunde Person in der Nähe ist, sonst geben sie uns nicht her", antwortet Belina.

„Ich habe meine Besitzer erzogen" Sir Henry ist zu der Gruppe gestoßen. „Mein Frauchen, mit ihr war ich ja die längste Zeit meines Lebens zusammen, war der Meinung, dass es ausreicht, wenn ein Hund stubenrein ist, nicht an anderen Leuten hochspringt und problemlos an der Leine geht, alles andere kann er von alleine. Zu dieser Meinungsbildung habe ich maßgeblich beigetragen, denn alles andere habe ich einfach nicht gemacht, also Sitz, Platz, Pfötchen geben, Apportieren usw. das war mir zu blöde.

Unser Leben war richtig gut, jeder hatte seine Pflichten, ich behütete sie und sie machte alles andere."

Zamperl, ein Entlebucher, gesellt sich zu den Hunden.

„Ich bin ein ganz toller Hund, habe über zwei Jahre lang mit meiner Züchterin so Briefe geschrieben, also die Menschen setzen sich dabei an einen Tisch, darauf stehen ein Kasten und so ein längliches Ding. Dann drücken sie auf Knöpfe, habe ich auch mal versucht, ist aber schief gegangen, plötzlich ist der Kasten bunt und dann tippen sie mit den Fingern auf dem länglichen Teil herum. Ist ja auch egal, besser kann ich das nicht erklären. Auf jeden Fall habe ich Herrchen meine Briefe diktiert, er schrieb sie ganz brav und wenn eine Antwort kam, hat er sie mir vorgelesen. Ja, Kumpels, mein Herrchen habe ich so langsam richtig gut erzogen. Da ich ein Hund mit photographischem Gedächtnis bin, merkte mir alles. Na ja, fast alles. Ich erzähle euch jetzt mal, was da so stand."

„Du bist ja ein richtiger Angeber, Hunde können nicht diktieren", entrüstet sich Belina, die Assistenzhündin.

„Na ja", antwortet Zamperl ein wenig kleinlaut, „muss ich halt ein bisschen erklären.

Mein Herrchen begann, meine Erlebnisse zu schreiben und dann hat er sie mir vorgelesen. Ich habe bei jedem Satz genickt oder den Kopf geschüttelt. Herrchen durfte erst dann den Brief abschicken, wenn ich zu allem meine Zustimmung gegeben hatte."

„Gut, dass kann ich mir vorstellen, weil Menschen, die ihre Tiere lieben, deren Mimik verstehen." Belina ist zufrieden gestellt.

„Wollt ihr jetzt zuhören?", fragt Zamperl

Alle Hunde, die gerade da waren nicken mit dem Kopf oder wedeln mit dem Schwanz.

Und so beginnt Zamperl:

20

Liebe Eltern !

Ich muss mich jetzt über mein Herrchen beschweren.

Er lässt mich glatt verhungern.

Er ist der Meinung, dass ich 3 x täglich je einen Joghurtbecher voll Hundekörner vom Junior Maxi bekommen soll. Angeblich habt Ihr ihm das so angeschafft.

Ist das Euer Ernst?

Mein Herrchen würde mir sicher mehr geben, da ich wirklich nicht dick bin.

Ich wachse ja gerade ziemlich schnell.

Also gebt ihm schleunigst das o.k. für mehr Futter!

Euer hungriger

Zamperl

PS: Mein Herrchen sagt, ich soll Euch noch schreiben, dass ich meine Ration innerhalb von Sekunden runterschlinge, nachher trinke ich dann, aber nicht übermäßig viel.

Hallo Zamperl,

sag deinem Herrchen er soll dir mehr geben, wenn du so hungrig bist.

Wenn du so schnell beim Fressen bist, dann soll er dir gleich in das Futter ein bisschen Wasser geben.

Du hast jetzt eine starke Wachstumszeit und brauchst einfach mehr zu fressen.

Dein Herrchen wird erkennen wenn du zu dick wirst. Da du schlank beschrieben wirst, ist das nicht so schnell der Fall.

Also guten Appetit und werde satt.

Mit besten Grüßen
Ingrid

Liebe Eltern !

Ich rühr mich wieder einmal, weil ich jetzt zusehends erwachsen werde und Euch meinen Tagesablauf erzählen will:

Mein Herrchen steht jeden Tag zwischen 4 und 4,30 Uhr auf.

Ich beutle ich mich immer ausgiebig und denk nicht dran mit meinem Herrchen schon zu zeitig ins Bad und in die Küche zu gehen.

Lege mich zum Nachschlafen ins kleine gemütliche Stüberl wo mich niemand stört - aber ich hör trotzdem alles, was sich im und ums Haus herum tut. Ihr sollt gar nicht glauben wie wachsam ich bin! Wehe wenn sich nur das Geringste rührt – ich mach sofort Meldung wie ein Löwe.

Nach 5 Uhr kommt die Zeitung. Den Zeitungsmann kenne ich natürlich schon längst, aber es ist trotzdem herrlich, sich wie ein scharfer Hund aufzuspielen.

Um 6 Uhr bin ich dann wirklich ausgeschlafen und mache gern mit meinem Herrchen einen ausgiebigen Morgenspaziergang.

Der Schnee trägt mich noch und ich darf frei herumlaufen.

Herrchen geht mit den Trekking-Stecken und kurze Strecken üben wir, dass ich an Herrchens Bauchgurt kurz angehängt bin und ich schaff es schon, neben Herrchen herzugehen und lauf ihm nicht mehr vor die Füße.

Manchmal führt sich Herrchen ganz komisch auf. Er hebt die Hände ganz hoch und schreit HIER. Dann lauf ich zu ihm und bekomme ein Gutti. Aber manchmal hab ich keine Zeit für ihn, weil ich gerade was Wichtigeres zu tun hätte (z.B. Mistkübel ausstirln, Knochen auf fremden Misthaufen sortieren etc.)

Dann dauert es halt einige Zeit bis ich zu ihm komme und Herrchen versteht das gar nicht.

Überhaupt kehrt er jetzt häufiger den Oberhund heraus.

Angeblich brauch ich das, weil ich jetzt ein Halbstarker bin.

Er beutelt mich dann am Nackenfell und ich mag das gar nicht.

Heute hatten wir wieder ein Missverständnis. Mein Kauknochen war gerade nicht zur Stelle und da hab ich mir eben mit dem Stromkabel von Herrchens geliebter Stehlampe geholfen.

Na da hättet Ihr aber mein Herrchen toben hören sollen!

Jetzt hat er schon wieder keine Stehlampe. Ich hab den Draht bereits zum 2.x durchgekaut. Jetzt zeigt mir Herrchen immer drohend das durchgebissene Stromkabel und schimpft.

Er soll lieber für Nachschub bei den Kauknochen sorgen.

Ansonsten liebe ich Herrchen ja heiß und wenn ich einmal ausnahmsweise nicht mit ihm mitgehen darf, dann liege ich bei der Tür und warte bis er wieder kommt.

Hie und da hab ich nach dem Herum toben ein starkes Herzpumpern. Dann lege ich mich schnell ganz flach in den Schnee, das kühlt. Herrchen streichelt mich dann bis das arge Pumpern aufhört.

Ich hoffe Ihr besucht mich einmal, damit ich Euch hier alles zeigen kann.

Euer Zamperl

Liebe Eltern !

Die Menschen sagen, dass heute Ostern ist und wünschen sich alles Gute, ich mach's ihnen nach und wünsch Euch auch.

Bei uns gibt`s wieder viele Neuigkeiten: mein Herrchen bekommt seit 14 Tagen regelmäßig von einem Biohof eine Gemüsekiste. Aus dieser Kiste bekomme ich jetzt auch immer was in mein Futter reingeschnitten. Jetzt hat er überdies noch ein neues Hobby: er mach selber Ziegenkäse. Jetzt bekomme ich auch noch die Molke in mein Futter.

Jetzt sagt mal: ist das alles Hundefutter? Herrchen kann von Glück reden, dass ich so verfressen bin und meine Schüssel immer blitzblank mache.

Angeblich hab ich von dem ganzen Zeugs mein schönes Fell.

Ich glänze, obwohl ich fast nie gebürstet werde.

Jedenfalls bin ich ein voll biologischer Hund geworden.

Gemein ist, dass MEINE Futtervorschläge nicht angenommen werden. Ich habe anscheinend überhaupt kein Stimmrecht.

Ich habe bei einem Nachbarn am Misthaufen eine herrliche Futterquelle gefunden. Der nette Mensch schmeißt nämlich immer Knochen auf den Misthaufen. Die würde ich gerne holen (ist mir auch anfangs manchmal gelungen). Aber Herrchen verhindert es.

Dabei wäre das doch auch eine voll biologische Ernährung?

Aber alles muss nach seinem Kopf gehen.

Hier, das ist ein feinerer Haushalt, da muss ich nach dem Spazieren gehen immer Füße waschen. Das ist aber immer sehr lustig, denn für mich ist das ein herrliches Rauf-Spiel.

Ich benütze das Haus von Herrchen wie ein Märchenprinz. Ich liege zu verschiedenen Zeiten auf speziellen Plätzen (Teppiche und Felle in verschiedensten Qualitäten) und hab absolute Ruhezeiten, da will ich nicht gestört werden.

Euer Zamperl

Hallo Zamperl,

Wir haben nicht nur zu Ostern Hasen, sondern das ganze Jahr.

Diese sind da um die Hunde das Jagen zu verleiten.

Dein Brief war interessant.

Ich muss dir sagen, ich trauere dem Schnee nach, denn seit der Schneeschmelze haben wir mehr als genug Dreck. Die Hunde im Pavillon wischen sich die Füße nicht ab und da ist derzeit putzen aussichtslos, denn hundertmal am Tag wird rein und raus gelaufen.

Vom Frühling haben wir noch nicht viel gesehen.

Wenn du vom Decken schreibst, dann muss ich dir mal Fotos schicken, damit du siehst wie das aussieht.

Für dich sind Hundedamen nicht bestimmt, haben wir beschlossen.

Das ist so auf der Welt. Alle dürfen nicht Nachwuchs machen.

Deine Ingrid

Hallo Eltern

Ich hab so lange nicht geschrieben. Aber es ist halt so, man schreibt nur, wenn sich was ereignet hat.

Und gestern hat sich auch etwas ereignet: ich bin einer Katze nachgelaufen.

Hätte ich nur Herrchen gefolgt! Aber ich hab nicht auf ihn gehört und bin der Katze weiter nach – da dreht sich dieses Raubtier um und gibt mir solche Watschen, dass ich weinend und jammernd zum Herrchen zurück gehumpelt bin.

Ein Aug ist ganz geschwollen, Gut dass der Augapfel nichts abgekriegt hat. Ich lass mich jetzt sehr verwöhnen, mit Augensalbe und streicheln und bemitleiden.

Dabei mag ich ja Katzen, aber wenn sie laufen, das ist schon sehr verlockend.

Ansonsten geht´s mir gut.

Ich bin ein strammer Rüde geworden.

Und Herrchen sagt, ein richtiger Märchenprinz mit fixen Angewohnheiten.

Aber das ist doch ganz natürlich, dass ich mir nur die weichsten, besten Plätzchen aussuche zum Ruhen.

Und dass ich meinen geregelten Tagesablauf will – Spiel- und Ruhephasen. Da kann ich schon sehr indigniert dreinschauen, wenn etwas nicht nach meinem Rhythmus geht, eben Märchenprinz.

Mit Menschenfrauen kann ich es sehr, sehr gut. Ich hab den Dreh her außen, dass sie mich ganz entzückt um gurren und gar nicht genug von mir bekommen.

Ich kann so nett meine Aufwartungen machen, mit vorsitzen, Augenaufschlag, Köpfchen schief halten...und halt so das ganze Repertoire.

Ich mach das natürlich nur bei Frauen. Männer werden nur kumpelhaft begrüßt. Aber Frauen, ob jung oder alt, die sind mein Revier.

Herrchen nimmt mich überall hin mit.

Ich geh ganz lässig ohne Leine mit ihm durch Herden von Kühen, Pferden, Hirschen, Hühnern, Enten...einfach alles Getier durch.

Nur vorm gestromten Drahtzaun fürchte ich mich. Da hat´s mich mal erwischt (Herrchen hat mich eh gewarnt, aber ich hab´s nicht ernst genommen)

Mit meinem Herzen geht´s ganz gut.

Wenn es zu warm ist oder wenn ich zu viel herum gerast bin, dann muss ich manchmal stehen bleiben und warten.

Aber so richtig umgefallen bin ich in letzter Zeit nicht mehr, der ganz heiße Sommer ist ja vorbei.

Herrchen ist sehr zufrieden mit mir. Ich tu halt meistens das was er will, dann hab ich meine Ruhe.

Wir gehen täglich mehrere Stunden, ich brauch das. Ich bin am Ende eines mehrstündigen Marsches noch genauso lustig und fit wie vorher.

Liebe Eltern, jetzt muss ich mein Aug pflegen lassen, ich hoffe es geht Euch gut

Hab ich schon wieder viele kleine Geschwister bekommen?

Oder erst im Frühjahr?

Es grüßt Euch
Euer augenlädierter Zamperl

Liebe Eltern

Ich bin in einer brenzligen Situation und bitte um Eure Hilfe.

Könnt Ihr mir eventuell Asyl gewähren?

Das ist nämlich so:

Bei einem Spaziergang ist Herrchen mit mir um einen herrlichen See herumgegangen.

Dort waren sehr sympathische Männer, die haben gefischt und den toten Fischen dann den Kopf abgeschnitten und in die Wiese geschmissen.

Echte Hundefreunde, die wissen was gut für uns ist.

Herrchen hat gar nicht so schnell auf mich einwirken können, da hab ich mich schon genüsslich in einem Karpfenkopf gewälzt und ich sage Euch – was für ein Gefühl! Vom Nacken bis zur Schwanzwurzel mir köstlichstem Fischschleim überzogen, ein Hochgenuss.

Aber dann.... Herrchen weiß ja oft nicht, was gut ist. Aber diesmal hat er es so gar nicht verstanden. Ab nach Hause und die Gina-Frau hat mich auf gemeinste Art und Weise mit einer Bürste und einem grässlich stinkenden Shampoo geschäumt, bis ich nicht mehr gewusst hab ob ich ein Rüde oder eine Hündin bin.

Dabei haben die ein richtiges Hunde -shampoo – das ist schon schlimm genug. Aber das hat sie nicht genommen - sie hat ein Shampoo für Menschen genommen, weil es mehr riecht.

Nach der Prozedur haben die beiden Menschen an mir herumgeschnuppert und noch Ärgeres beschlossen.

Sie haben eine alte Flasche Kölnischwasser geholt, das ist so ein stinkender Saft, den haben die Menschen nie verwendet, weil er sogar ihnen zu stinkert war. Aber ich hab dran glauben müssen.

Ja und zu der ganzen Quälerei das Geschimpfe vom Herrchen und die Belehrungen von der Gina-Frau.....!

Ein Gutes hat die Sache gehabt: eigentlich wollten die Menschen an diesem Nachmittag dann in ein Caféhaus gehen.

Das ist ja auch so eine Sache. Wenn der Herrchen wenigstens wie ein gestandener Mann in ein Wirtshaus gehen täte, wo es nach Gulasch riecht und wo der Tisch ordentliche 4 Füße hat, wo ein Hund bequem drunter liegen kann. Aber nein, da wird ins Caféhaus gegangen. Wo die Tische nur einen Fuß haben und da kann ich mich dann drum schlingen wie ein Gogo-girl um die Stange.

Na gut. Der Plan wurde geändert, denn sie haben Angst gehabt sie kriegen Lokalverbot, wenn ich dort mit meinem Duft reingehe. So haben wir dann eine schöne Wanderung durch den Wald gemacht, zum Auslüften.

Herrchen hat sich, glaube ich, etwas beruhigt. Trotzdem gibt es mir zu denken, was er gesagt hat: jetzt reicht es ihm, am Abend beim Fernsehen stink ich ihn an mit meinen Pus und jetzt stink ich auch noch den ganzen Tag wie ein Karpfen – er gibt mich ins Katzenheim.

Dort will ich aber keinesfalls hin, da verliere ich zum Schluss noch mein Augenlicht (Ihr erinnert Euch an mein letztes Erlebnis). Daher die Frage, ob Ihr mir im Ernstfall Asyl gewähren könnt

Euer besorgter Zamperl

Lieber Zamperl,

deine Geschichten sind so lebensnah, ich sag dir, das sind spannende Geschichten. Wenn du noch ein paar lieferst, dann kommt das nächste Hundebuch mit Hauptdarsteller Zamperl heraus.

Mit dem Asyl gibt´s kein Problem, mach dir keine Sorgen. Wir haben sogar Haufen, wo du dich wälzen kannst und er Duft ist noch stärker, damit man den Fischgeschmack nicht mehr riecht.

Wir haben Schweine und den derzeit stinkenden Ziegenbock.

Dieser wälzt sich nicht und stinkt trotzdem im Umkreis von 300 Metern.

Zamperl ich schicke dir ein paar Fotos, damit du siehst wies jetzt bei uns aussieht und wo du dir im Notfall dein Platzerl einrichten möchtest.

Ingrid

Liebe Eltern !

Jetzt hab ich wieder was Neues gelernt, und das ist WEIHNACHTEN

Für Hunde ist das ganz was Blödes, das kann ich Euch sagen.

Da riechen herrlich duftende Keks, und Hunde bekommen sie nicht, denn es heißt, das Süße ist nicht gesund. Die Menschen pampfens aber rein. Ich glaube, die vergönnens uns einfach nicht.

Und im Zimmer steht ein Baum, auf den darf man kein Haxl heben.

Und da hängen lauter unnötige Sachen drauf, die darf man sich nicht einmal anschauen, geschweige denn beriechen, auf die sind die Menschen heikel.

Na Gott sei Dank geht Herrchen jeden Tag stundenlang mit mir fort.

Aber stellt Euch vor – da ist mir auch ganz was Schreckliches passiert:

Es ist uns ein Mann mit Diensthund (Schäferhund) entgegengekommen, der ist ganz dienstlich bei Fuß gegangen.

Ich wollt ihn doch nur lustig begrüßen, da hat der mich ganz fest in meinen Nacken gebissen. Es ist zwar kein Blut geflossen, aber wenn

Herrchen mich dort bürstet, dann tut's doch weh. Mein Herrchen ist sehr lieb zu mir, aber manchmal lacht er mich aus, denn wenn ich so ganz im Mitleids heischen bin, dann tu ich auch hinken. Wenn Herrchen lacht, hör ich wieder auf, dann fällt mir ein, dass ich dort ja gar kein Leiden hab, aber man kann's doch probieren – ich finde es wirkt meistens ganz gut.

Und bei einer Jausen Station sind gleich 2 große Rüden über mich hergefallen, es ist nix passiert, ich kenne ja von Euch zu Hause. Aber im ersten Moment war Herrchen schon sehr besorgt, und das tut mir gut.

Und so hat alles sein Gutes. Ich bin der Prinz im Haus und wer weiß? Vielleicht gibt´s jetzt doch eins von den ungesunden Keksen?

Weihnachtliche Grüße schickt Euch Euer Zamperl

Hallo Zamperl,

ich wusste gar nicht dass man bei dem großen Tannenbaum im Wohnzimmer das Haxerl nicht heben darf.

Was passiert, wenn du das ausprobierst? Unsere Weibchen können das nicht. Sie haben uns aber letztes Jahr schon einigen Christbaumschmuck heruntergeholt und zerbissen.

Daher haben wir heuer, weil der Schmuck weniger war, Ostereier auf den Baum gehängt.

Natürlich kaufte ich für diesen heurigen Baum auch ein paar neue Kugeln, alles aus Metall, denn Strohschmuck muss anziehend für Hunde sein.

Die Ausflüge mit deinem Herrchen, wo dich die anderen Hunde schütteln, sind nicht so angenehm. Du musst halt lernen, wenn ein großer Hund kommt, dass du nicht zu stolz auf ihn zugehst. Auch wenn du daheim der Prinz bist, bedenke – deine Artgenossen sind nicht wie Herrchen.

Ingrid

Hallo liebe Eltern

Herrchen hat ganz besonders liebe Kunden wegen eines Hausumbaus beraten, und stellt Euch den Zufall vor, die beiden sind Tierärzte. Und die Frau Doktor ist sogar eine Hunde-Herz-Spezialistin.

Und weil Herrchen sie so nett beraten hat, und natürlich weil sie mich in erster Linie so süß finden, haben sie mich ganz gründlich untersucht.

Herrchen war sehr stolz auf mich, weil ich mich so gut benommen habe, ich habe ganz lässig alles über mich ergehen lassen: EKG, Belastungs- EKG, Herz Ultraschall, Lungen röntgen.

So was wie mich, haben die beiden noch nicht gesehen. Sie sagen, mein Herz ist sehr groß und ganz hart ummantelt, außerdem sind die Aorta und andere Adern in abnormen Stellungen.

Sie wundern sich, dass es mir so blendend gut geht, vor allem dass das Belastungs- EKG so gut war.

Sie machen sich noch schlau bei Kollegen und auf der Uni und vielleicht bekomme ich ein anderes Pulver und vielleicht auch einen Spray, den mir Herrchen ins Maul sprüht, wenn ich wieder mal umfalle.

Das ganze war für Herrchen aufregender als für mich.

Aber etwas ganz Aufregendes gibt es doch für mich: Herrchen hat sich entschlossen, mir einen kleinen Bruder zu schenken, den kann ich dann erziehen und unterdrücken, das wird ein Spaß!

Wann gibt´s denn wieder Welpen bei Euch?

Euer zukünftiger Rudelführer
Zamperl

Hallo Eltern

Ich hab schon wieder Ärger mit dem Herrchen!

Er lernt gar nichts dazu.

Jetzt hab ich mich doch schon so oft in stinkendem Aas gewälzt und er muss doch endlich einsehen, dass das für mich ein Hochgenuss ist.

Aber immer wieder hat er kein Verständnis und ich werde anschließend mit grauslichen Shampoos gewaschen.

Könnt Ihr mal mit ihm reden?

Außerdem bin ich jetzt schon ein Jungmann und bin der Meinung, dass ich nicht immer folgen muss und meinen Kopf durchsetzen will.

Mein Herrchen sagt dann immer ganz böse „ICH bin der große Oberhund", packt mich am Genick und beutelt mich, bis ich quietsche.

Wird das immer so bleiben?

Oder besteht doch die Aussicht, dass ICH der Oberhund werde?

Sind meine Geschwister schon alle verkauft?

Es grüßt Euch Euer

Zamperl

Hallo kämpfender Zamperl,

wenn du die Oberhand willst, musst du nicht nur stark, sondern schlau sein. Das heißt, dein Herrchen so einwickeln, dass er es nicht merkt.

Du verstehst was ich meine. Du darfst nur Sachen machen, die dem Herrchen gefallen und dir auch richtig Spaß machen. Was das sein kann, musst du selbst entdecken.

Ingrid

Hallo liebe Eltern

mir geht's gut - jetzt wo es kühler ist, genieße ich die langen Wanderungen mit Herrchen sehr.

Übrigens:

manchmal steht auf einem Wanderweg ein Schild, auf dem ein durchgestrichener Hund abgebildet ist und darunter steht

HUNDE AN DIE LEINE.

Bei so einem Schild setze ich mich sofort nieder und lass mich von Herrchen anhängen.

Die übergescheiten Hundefachleute glauben natürlich, das ist "Gewohnheit"

Blödsinn - Herrchen und ich wissen es besser:

ICH KANN LESEN
Es grüßt Euch Euer studierter Zamperl

Hallo Eltern !

Heute war ich mit Herrchen auf einer Niederalm
- endlich hab ich wieder Schnee gesehen.

Schnee ist für mich die größte Freude.

Da hat Herrchen aber geschaut, was ich kann:

ich such mir einen Hang, und dann rutsch ich am
Rücken runter, immer wieder lauf ich rauf und
rutsch dann runter.

Ich brauch keinen Schlitten und keine Schi, so
wie die Menschen!

Schade, dass Herrchen keinen Fotoapparat mit-
gehabt hat.

Aber Ihr glaubt es auch so, stimmt's?

Jetzt bin ich so müde, ich schlafe schon im Stehen ein. Daher muss ich aufhören.

Es grüßt Euch Euer

Schneehund Zamperl

Hallo Zamperl,

du bist ein Künstler. Ein begabter lustiger Kerl.
Kaum einer meiner Hundekinder kann so nett
schreiben und ist auch zu mir so anhänglich. Ich
glaube dir fest, dass du am Rücken abwärts rutscht,
dass können sogar deine Verwandten bei uns, nur
haben wir selten den passenden Schnee.

Ja bei euch ist Schnee kein Problem.
Ingrid

Hallo Eltern!

Ich werde bald ein junges Weibstück benötigen.
Ich hab mich zu einem feschen Jüngling entwickelt.
Die Weiber stehen auf mich.

Nur mit der Suche ist es ein Problem, denn
Herrchen sagt, das Hundefrauli muss ihm auch ge-

fallen, und wir kommen mit unseren verschiedenen Geschmäckern zu keinem Ergebnis.

Mein Herrchen mag nur kleine Zarte, aber ich kann mit so Dackelrattlerinen nichts anfangen.

Bin gespannt, ob es im alten Jahr noch zu einer Einigung kommt.

Euer Zamperl

Hallo Zamperl!

Wenn dir ein Weibchen fehlt, in Graz hätte es schon welche gegeben, nur zum Anschauen halt, aber läufige waren sicher dabei. Die Rüden waren teilweise sehr laut deswegen, denn sie glauben, wer die kräftigere Stimme hat, wird erhört.

Besser du gehst das in aller Ruhe an und suchst an einem stillen Platz.

Alles Liebe deinem Herrchen.

Ingrid

Hallo Eltern

Ich hab eine neue Freundin, das ist ein Woll-
schwein, das besuche ich öfters mit Herrchen und
ich küsse es immer auf seinen Rüssel durch den
Zaun.

Es ist ein ganz liebes kuscheliges junges
Schwein, aber trotz seiner erst ca. 5 Monate schon
doppelt so groß wie ich.

Übrigens - Herrchen findet das Schwein auch so
lieb, aber er küsst es nie.

Auch andere Tiere mag ich gern. z.B. haben wir
beim Wandern unlängst 2 Rehböcke gesehen, die
haben ganz nah bei uns den Weg gequert. Ich hab
mich gefreut, aber nachzulaufen, das würde mir nie
einfallen.

Herrchen ist darüber begeistert, das versteh ich
nicht, denn wieso sollte ich denen auch nachlaufen?
So sehr interessieren sich mich nicht.

Küssen tu ich lieber das Schwein.

Es grüßt Euch Euer
Küsserkönig Zamperl

Hallo Eltern

diesmal hab ich Herrchen aber ordentlich drangekriegt er war ganz beunruhigt, weil ich ihm in den letzten Tagen so schlapp vorgekommen bin und er ist heute mit mir zum Tierarzt gefahren.

Und der hat festgestellt, dass es mir super gut geht (mein Zustand hat sich verbessert seit er mich kennt), ich bin nur ZU DICK.

Hihihi naja, aber gar so zum Lachen ist es nicht, weil, Herrchen hat meinen Futternapf ab sofort gekürzt.

War also eigentlich ein Eigentor....

es grüßt Euch Euer abspeckender

Zamperl

Hallo Zamperl,

das heißt ich bin auch manchmal schlapp und soll zum Tierarzt gehen, denn Abspecken täte mir auch gut. Aber mit schmeckt das Essen so, daher lieber nicht zum Tierarzt mit mir.

Das ist toll, wenn der TA mit dir zufrieden ist. Sollst ja noch lange, lange und viele, viele Briefe schreiben.

Ingrid

Liebe Eltern !

Im Telegrammstil: Keine Zeit – muss Willi erziehen – Schweraufgabe – für Briefe und Erzählungen bleibt keine Minute – geht uns allen prima.

Euer schwer beschäftigter
Zamperl"

„Das sind tolle Briefe. Bist du dann wegen deinem Herzen gestorben?" will Picolina wissen.

„Ja, meine Züchterin und mein Herrchen wusste, dass ich nicht sehr lange leben werde. Aber ich genoss ein sehr schönes Leben und dem Willi habe ich alles beigebracht, so viel Zeit hatte ich noch."

21

„ Jetzt schaut mein Frauchen schon wieder diese Serie „Greys Anatomie" im Fernsehen, das macht sie jeden Abend. Einmal habe ich mir das auch angetan, finde diese Soap schrecklich, lauter kranke Menschen, Blut, Operationen, Wunden, Liebe, Trennungen, Eifersucht, Misstrauen und Lügen. Keine Ahnung, warum Frauchen sich das antut. Heute singen die auch noch, weil die eine Ärztin einen Autounfall hatte und so schwer verletzt ist, dass sie zwischen Leben und Tod schwebt. Mittlerweile kann ich ja schon Frauchens Gedanken erfühlen, sie denkt doch tatsächlich, dass Menschen eben singen müssen, wenn sie vor lauter Angst, keine Worte mehr finden. Da bin ich aber froh, dass Frauchen nicht gesungen hat, wenn sie Angst um mich und Desi hatte, sie kann nämlich überhaupt nicht singen, das kann bei uns nur Desi." Picolina schaut noch lange durch das Loch, sieht auch die Tränen in Frauchens Augen und die Urne, die auf dem Fensterbrett steht, in der Picolina´s Asche ist. Die hat Frauchen angemalt und mit Blumen, Gräsern, auf denen Picolina zuletzt im Garten gelegen hat und einem roten Herzen verziert. Picolina schließt die Augen, konzentriert sich, holt tief Atem und schickt Frauchen ihre Botschaft: „danke, dass du meine Urne so verschönert hast, aber bitte sei nicht so traurig, es geht mir gut und du wirst wieder Freude am Leben haben, denke bitte nicht daran, dieses Leben weg zu werfen, du kommst ja eh irgendwann in den Himmel und dann sehen wir uns wieder. Und bitte gehe mal aus dem Haus, sitze nicht nur herum, stehe jetzt auf und gehe mit Desi ein bisschen spazieren." Ihr Frauchen spürt eine Regung in ihrem Gehirn, die da sagt, stehe auf und gehe mit Desi spazieren.

Desi und Frauchen fahren mit dem Auto zu einer Stelle, an der sie mit Picolina und Desi schon oft war. Desi freut sich und läuft so gar ganz lieb mit. Frauchen ist so glücklich, dass Desi, die seit Picolinas Tod überhaupt nicht mehr Gassi gehen wollte, so einen langen Spaziergang mit ihr macht. Picolina ist sehr zufrieden mit sich und Frauchen. Die Yogastunden, das mentale Training und der Unterricht über die Anatomie des menschlichen Gehirns zahlen sich langsam aus.

22

Victor und Milano haben, nachdem sie ihre mentalen Fähigkeiten intensiv aufgefrischten, einen Plan, um dem Mann mit den zwei Katzen zu helfen.

Sie biemen sich in das Gehirn, genauer gesagt in die Amygdala, von Julia, das ist eine sehr liebe Tierschützerin, dort hinterlassen sie das Gefühl, sie müsse mal wieder nachfragen, wie es dem Mann mit den zwei Katzen geht. Julia kennt den Mann und weiß um sein Schicksal. Also besucht sie den Mann und erfährt, dass er nicht weiß, was er mit den Katzen machen soll. Julia weiß auch, dass er sich vergebens bemüht hat, die Katzen im Gut Aiderbichl unter zubringen, deshalb packt sie die zwei Katzen in einen Käfig, holt ihre Bordercollihündin, Aggi, und fährt zum Gut Aiderbichl. Sie kennt dort viele Leute, weil sie als Praktikantin hier tätig war.

Aggi spannte sie vorher an ihren Wagen, das hat die clevere Hündin gelernt, auf dem Wagen steht der Käfig mit den zwei Katzen. Sie erregt damit große Aufmerksamkeit unter den Besuchern, denen sie gleich die traurige Geschichte der zwei Katzen erzählt. Ein mittelaltes Paar ist tief betroffen und da sie den Besitzer von Gut Aiderbichl persönlich gut kennen, versprechen sie, mit ihm darüber zu reden.

Julia geht weiter und besucht alle Tiere, die Pferde, die Kühe, die Füchse, die Hasen, die Hühner, die Esel, die Ziegen und die Schweine. Zum Schluss schaut sie sich noch einmal die Fotos von den Menschenaffen an, die jahrzehntelang als Versuchstiere von einem Pharmakonzern missbraucht wurden, seit einiger Zeit unter der Obhut von Gut Aiderbichl stehen und endlich nach über 30 Jahren in einer eigens gebauten Freianlage ihr Leben artgerechter genießen können.

„Gut, wir haben getan, was wir konnten, jetzt heißt es abwarten", resümiert Milano.

„Wenn die Katzen wirklich im Gut Aiderbichl aufgenommen werden, suchen wir uns eine andere Aufgabe, bist du dabei? Mir macht das Helfen langsam Spaß", fragt Victor.

„Na ja, so lange wir es nicht übertreiben. Wir sind Windhunde und keine Seelsorger oder Samariter, das liegt nicht so in unseren Genen", antwortet Milano.

„Da hast du Recht, wir werden es eben ab und zu machen." Victor versteht was Milano meint.

„Hallo Strolchi, gibt es Neuigkeiten von Franziska?" will Picolina wissen.

„Ja, sie hat Caroline ein langes Mail geschickt, in dem sie behauptet, sie hätte keinen Liebeskummer, wolle den Dieter nicht mehr als Lebensabschnittspartner und ein Mann käme ihr eh nicht mehr ins Haus. Also jetzt verstehe ich mein Frauchen nicht mehr. Was will sie denn? Warum ist sie so traurig, krank und immer müde?" Strolchi ist richtig verzweifelt.

„Oh je, das klingt nicht gut. Ich habe mein Frauchen oft auch nicht verstanden, zum Beispiel ihr Umgang mit dem letzten Lebensabschnitts-partner. Sie will auch keinen Partner mehr in ihrem Leben, sie will auch keinen Sex mehr, das hat sie zu mir gesagt, obwohl ich gar nicht weiß, was Sex ist, bin vor der ersten Läufigkeit sterilisiert worden, und trotzdem lässt sie diesen Ex immer wieder rein, schenkt ihm Tee ein, hört seinem ewigen Gejammer zu, bekommt keine Hilfe von ihm und macht sich Sorgen, wenn er wieder mal wochenlang verschwindet, also nichts von sich hören lässt. Was ist bloß mit den Menschen los? Frauchen hat, glaube ich ein Problem, sie kann Gefühle und Verstand nicht koordinieren, entweder sie denkt oder sie fühlt, aber beides zusammen, das kriegt sie nicht hin. Vielleicht hat das etwas mit dem Alter zu tun, Franziska und Caroline sind ja schon sehr alt, beide über 50 Jahre, so alt werden wir nicht, jedenfalls nicht wirklich. Die Menschen rechnen da so komisch jedes Hundejahr 7 Menschenjahre, dann wäre ich heute 84 Jahre. Habe ich 84 Jahre auf der Erde gelebt? Nein, natürlich nicht, ich war 12 Jahre und 7 Monate dort. Also kann ich in den 12 Jahren nicht so viel erlebt haben wie Franziska und Caroline in 50 Jahren. Werden die Menschen deshalb so eigenartig, weil sie zu lange dort unten sind?

Wenn ich so darüber nachdenke, dann ist das Leben der meisten Menschen anstrengend. Sie gehen in die Schule, lernen einen Beruf, arbeiten, gründen Familien, bauen ein Haus, dass sie ihr Leben lang abzahlen oder sie müssen jeden Monat die Miete überweisen, sie schließen viele Freundschaften wenn sie jung sind und im Alter sind sie einsam. Sie sorgen sich das ganze Leben um ihre Kinder, müssen manchmal zusehen, wie die sich um das Erbe streiten wenn ein Elternteil gestorben ist und die sie ins Altersheim stecken, wenn es ihnen zu mühsam wird.

Sie ackern im Job, zu Hause, im Garten, kaufen auf Raten Autos und Möbel, versuchen eine gute Partnerschaft zu führen und scheitern nicht selten, sind ständig damit beschäftigt so zu leben, dass alle mit ihnen zufrieden sind. Und das alles ca. 80 Jahre lang, das kann nicht gut sein. Wir Hunde haben da eine bessere Lebensphilosophie, wir passen uns so gut es geht, unseren Besitzern an, lernen stubenrein zu werden, vielleicht noch Sitz, Platz, Bleib, Pfui, Aus, Komm, Suche, Bring und unseren Namen. Beim Gassi gehen erschnüffeln wir Neuigkeiten unserer Artgenossen, wenn wir einen solchen treffen, sind wir friedlich oder raufen, wir trinken nur Wasser und fressen Hundefutter oder Reste vom Menschenessen. Wenn die Besitzer es unbedingt wollen, nehmen wir an Rennen teil, machen uns bei Ausstellungen zum Affen, Apportieren, werden Assistenzhunde oder ähnliches, bewachen, behüten, verteidigen, retten oder helfen unseren Menschen. Das machen wir 12-18 Jahre lang und meiner Meinung nach ist das ein besseres Leben." Picolina ist von sich selbst überrascht, sie dachte nur Desi könnte so lange Vorträge halten.

„Meine Güte Picolina, du hast dir viele Gedanken gemacht und dein Frauchen muss viel mit dir geredet haben, sonst wüsstest du nicht so viel über die Menschen." Strolchi hat vom Zuhören schon ganz heiße Ohren.

„Ja, mein Frauchen hat wirklich dauernd mit uns gesprochen. Ich meine natürlich nicht, dass die Menschen kürzer leben sollten, aber langsamer und individueller, das ist etwas anderes als egoistisch, verstehst du? Es gibt aber auch Menschen, die Glück haben, wenig schlechte Erfahrungen machen und bis an ihr Lebensende im Kreis ihrer Familie verbringen.

Vielleicht ist es auch das Wissen um den eigenen Tod, der die Menschen unbewusst unter Druck setzt. Wir wissen nicht, dass wir sterben, bis es soweit ist", sagt Picolina abschließend.

Der Boss ist unbemerkt vor einiger Zeit dazu gekommen

„Picolina, ich habe es schon einmal gesagt, ihr könnt das Leben der Menschen nicht ändern, das müssen sie selbst tun. Mache dir nicht so viele Gedanken, gib die Hilfe, die du geben kannst und ansonsten genieße dein Sein hier. Werde locker, spiele mit den Hunden, werfe Würstchen, buddle Löcher mit Milano und schließe neue Freundschaften."

Picolina schaut ganz betroffen, sie macht sich eben Sorgen um Frauchen, deshalb denkt sie viel nach, um die Menschen zu verstehen. Warum können Menschen nicht wie Hunde sein, seufzt Picolina innerlich.

Der Boss merkt, dass er ein bisschen zu streng mit Picolina war.

„Picolina, das war keine Kritik, ich verstehe und beobachte dich. Ich will dir nur helfen, loszulassen. Wenn du durch das Loch auf dein Frauchen schaust und siehst, dass sie Hilfe braucht, dann tue was du kannst, aber den Rest des Tages sei eine fröhliche Picolina."

Jetzt versteht Picolina, was der Boss meint und da kommt auch schon Benji, der das alles beobachtete, stupst die Picolina an und treibt sie, gemäß seiner Bestimmung als Hütehund, zu den anderen Hunden, die Fangen spielen.

„Benji, erinnerst du dich an Philipp, den grauen Hund mit dem Fell eines Rauhaargalgos und dem Gemüt eines Hütehundes? Sein Frauchen und sein Herrchen haben noch viele Salukis, Philipp ist der Chef und rennt auch auf der Windhunderennbahn", fragt Picolina.

„Mich haben andere Hunde nie interessiert, vor allem nicht die auf der Rennbahn, denn die durfte ich nicht beißen, hat Frauchen unter Androhung schlimmster Strafen verboten", knurrt Benji ungehalten.

„Was hat sie dir angedroht?", will Picolina wissen, denkt dabei an das "Barsoi Hackfleisch".

„Sie hat sich darüber nicht weiter ausgelassen, ich wusste aber immer, wenn sie es sehr sehr ernst meint", erklärt Benji.

„Also willst du wissen, was Philipp mal erlebt hat?", Picolina will unbedingt diese Geschichte erzählen.

„Wenn es ein muss", brummelt Benji.

„Ich will die Geschichte hören, ich liebe Geschichten", Tapsi wedelt aufgeregt mit dem
Schwanz.

„Ich auch, ich erinnere mich an Philipp." Foreman, ein Saluki, legt sich gemütlich hin und wartet.

„Na wenn das so ist, dann brauchst du mich
nicht mehr als Zuhörer", meint Benji und verschwindet schnell, bevor Picolina was sagen kann.

„So ist er halt der alte Krauterer, aber ich liebe
ihn", seufzt Picolina und beginnt mit ihrer Erzählung.

„Philipp ist jetzt schon 12 Jahre alt und musste
gegen seinen ausdrücklichen Willen, auf den aber
niemand hörte, mit in die Toskana. Es war eine
lange Fahrt mit dem Auto, was ihm eh schon auf
die Nerven ging. Außerdem fehlte ein Saluki aus
seinem Rudel und das stank ihm gewaltig. Völlig
fertig kamen Hunde und Menschen endlich an, die
Nacht hat Philipp gut geschlafen.

Am nächsten Morgen fuhren alle zusammen an
einen schönen Fluss mit leichter Strömung, einem
Sandplatz und Sträuchern, Bäumen, Ranken, also
eine richtige Wildnis, die Kühle und Schatten
spendete. Philipp fühlte sich nicht wohl, es waren
40 C, es war ihm viel zu heiß, der Bauch grummel-
te, ihm war schwindelig. Deshalb verzog Philipp

sich hinter einen Strauch, da war es kühler und er hatte seine Ruhe. Frauchen sah nach ihm und beschloss, ihn dort liegen zu lassen.

Die anderen Hunde tobten im Wasser herum, Frauchen und Herrchen lagen im Sand, alles war gemütlich und entspannt. Philipp machte sich so seine Gedanken, da tat sein Rudel, zu dem natürlich auch Herrchen und Frauchen gehörten, so als ob nichts wäre, dabei lag er der Chef hier und litt vor sich hin. Die sollen mal sehen, wie es ist, wenn ich nicht da bin. Nach einem kurzen Schläfchen stand er auf und ging langsam seinen eigenen Weg. Da ihn offenbar immer noch niemand vermisste, denn er hörte weder das suchende Rufen seiner Menschen noch das fragende Bellen der Hunde, spazierte Philipp immer weiter in die Wildnis.

Plötzlich sah er eine Lichtung und weiter hinten Häuser. Mal schauen, ob es dort was zu fressen gibt, dachte Philipp. Kurz vor dem ersten Haus kam ein großer schwarzer Hund auf ihn zu. „Was willst du hier?" fragte der sehr unfreundlich.

„Das geht dich überhaupt nichts an." Philipp, ganz Chef, ließ sich von niemandem blöde anmachen.

„He, He mal nicht so eine große Klappe. Das ist mein Revier, da hast du nichts zu melden", der schwarze Hund wurde langsam sauer.

„Ich bin zu Besuch hier, meine Menschen haben mich in diese heiße Gegend verschleppt. Ich habe Durst und Hunger, bin schlecht gelaunt und krank."

Philipp machte vorsichtshalber mal einen auf armen Hund, denn sein Gegenüber war erheblich größer als er, außerdem hatte der ja Recht, ich würde auch niemanden einfach so in mein Revier lassen.

„Wie heißt du?" wollte der schwarze Hund wissen. „Philipp und ich bin der Chef von vier anderen sehr großen gefährlichen Hunden, die nicht weit weg sind." Philipp lag die Rolle des armen Hundes nicht wirklich.

„Mein Name ist Wolf, ich wiege 70 kg, bin 2 Jahre alt und nehme es locker mit 10 gefährlichen Hunden auf."

Da standen sich nun zwei Alphamännchen gegenüber und keiner wollte nachgeben.

„Wolf, wo bist du?" rief eine Männerstimme.

„Hier bist du. Da ist ja noch ein Hund. Ja wer bist du denn? Hast du dich verlaufen?"

„Das ist mein Herrchen. Herr je, dass Menschen immer so viel auf einmal fragen müssen." Wolf legte seine mächtige Stirn in Falten.

„Mein Frauchen redet auch gerne und viel, fragt Sachen, die wir unmöglich beantworten können, erwartet sie auch nicht wirklich und ich frage mich dann, warum sie es trotzdem tut." Philipp fühlte sich plötzlich solidarisch mit Wolf, obwohl ihm das widerstrebte.

„Kommt mal beide mit, es gibt Fressen und dein neuer Freund kann auch etwas haben" der Mann stand jetzt direkt vor den beiden Hunden.

„Bilde dir bloß nicht ein, dass du auch nur einen Happen von meinem Futter bekommst, mein Herrchen ist so ein gefühlsduseliger, tierliebender Grüner, der mit mir hier mitten in der Wildnis lebt und einen auf Vegetarier macht." Wolf, der sein Herrchen durchaus liebte, fehlte manchmal das Verständnis für ihn.

„Musst du auch nur Körner fressen?" fragte Philipp besorgt.

„So verschroben ist er nun auch nicht, nein, ich bekomme gutes Fressen, das kocht er selbst", antwortete Wolf.

„Dann komme ich mit." Philipp hatte nun großen Hunger und Durst. Bevor Wolf eine scharfe zurückweisende Antwort geben konnte, sagte sein Herrchen „ Also worauf wartet ihr noch Ich habe so viel gekocht, dass reicht locker für zwei Hunde. Wenn ihr gefressen habt, suche ich die Umgebung ab, hoffentlich finde ich deine Besitzer."

Wolf und Philipp blieb nichts anderes übrig, sie trotteten zusammen, also genauer gesagt ging Wolf drei Schritte vor Philipp, in das Haus. Philipp war tief beeindruckt von den vielen Blumen und dem Holzhaus, hier sah es ganz anders aus als bei ihm zu Hause. Am erstaunlichsten fand er, dass es keine Ecken gab, alles war rund und was stand dort? Ein kleines Haus ganz aus Glas, in dem wuchsen so komische grüne Gräser. Für Philipp gehörte Grünzeug in den Garten oder auf die Hundewiese.

„Warum habt ihr Gras im Haus?", fragte Philipp.

„Nur so zum Spaß. Abends kommen Menschen und die philosophieren vor sich hin, dabei rauchen sie so dünne Stäbe, in die sie vorher was von dem Gras tun. Genauer kann ich das nicht erklären." Wolf hatte überhaupt keine Lust zu langen Erklärungen, er wollte sein Fressen und wünschte diesen Philipp weit weg.

„Das Fressen war wirklich sehr gut." Philipp war nun satt, zufrieden und müde. Wolf verzog sich auf eine Couch und ließ Philipp einfach stehen.

„Lege dich auch ein bisschen hin, hier auf dem Sessel ist noch Platz, wenn wir alle wieder fit sind gehen wir dein Herrchen suchen." Das ließ Philipp sich nicht zweimal sagen, ein Sprung und er rollte sich auf dem Sessel kuschelig zusammen. Bevor er einschlief, dachte er noch kurz an sein Rudel, was die wohl gerade machten, ob er jetzt endlich vermisst wurde und dass es ihnen recht geschieht, wenn sie sich Sorgen machten.

„Komme bloß nicht auf den Gedanke, du könntest dich hier häuslich niederlassen. Stehe auf und gehe dahin, wo du hingehörst", aus Wolf und Philipp würde niemals Freunde werden. Philipp gähnte, sprang vom Sessel und merkte auf einmal, dass er Heimweh hatte, er wollte zu seinem Rudel. Der Mann rief die beiden Hunde und marschierte mit ihnen los, um die Besitzer von Philipp zu suchen. Jetzt, da Wolf sich sicher war, dass Philipp seine Idylle nicht länger stören würde, wurde er etwas netter „ Hast du liebe Besitzer?"

„ Ja, sehr liebe, sie haben mich gerettet und mir ein super schönes zu Hause gegeben. Die anderen Hunde, die nicht böse sind, habe ich nur so gesagt, lieben mich auch und akzeptieren mich als Chef." Philipp fühlte sich jetzt auch entspannter. Es war mittlerweile fast dunkel, dämmerig würden die Menschen sagen.

„ Du bist schon o.k. Aber ich will keinen anderen Hund neben mir, bin ein Einzelgänger, so wie mein Herrchen, der mich aus einem schrecklichen Tierheim holte." Wolf fand diesen Philipp zunehmend sympathischer, mutmaßte aber, dass das nicht lange anhalten würde. Was passierte, wenn die Besitzer nicht auffindbar waren, dann bringt es sein Herrchen bestimmt fertig, den Philipp wieder mit nach Hause zu nehmen, ein entsetzlicher Gedanke.

Philipp hörte nicht zu, denn er hatte einen Geruch in der Nase, der eindeutig von ihm und ganz schwach von seinem Rudel stammte.

„ Da vorne, da war ich mit meiner Familie, dort an dem Sandstrand. Da ist auch der Strauch, hinter lag ich, bevor ich los lief." Philipp war ganz aus dem Häuschen. Er legte sich auf den Sand und weigerte sich, wieder aufzustehen. Der Mann, ein Hundeversteher, wusste, das war der Platz, wo der Hund zuletzt war, dort würden ihn seine Besitzer suchen. Er blieb aber bei Philipp bis er Stimmen hörte, die immer wieder „Philipp, Philipp, wo bist du", riefen. Da verabschiedete sich der Mann von Philipp „jetzt kommen deine Besitzer. Wolf und ich verziehen uns, wir wollen keinen Kontakt zu Fremden".

„Mach es gut Kumpel, halte die Ohren steif und passe gut auf dein Rudel auf", Wolf stupste Philipp ein bisschen und suchte mit seinem Herrchen das Weite. Als Philipps Herrchen und Frauchen bei ihm angekommen waren, tat Philipp so, als ob nichts geschehen wäre.

Dieses Erlebnis hat er nur Picolina erzählt, für seine Menschen sollte es auf Ewig ein Geheimnis bleiben."

24

Victor und Milano schauen nach, was mit dem Mann und den zwei Katzen passiert ist. Das Ehepaar, welches Julia auf Gut Aiderbichl traf, hat sich tatsächlich bei ihr gemeldet. Sie haben mit dem Besitzer des Gutes gesprochen, der von der Bemühung die Katzen auf Aiderbichl unterzubringen, nichts wusste.

Die Katzen können kommen.

Sie sehen die Freudentränen in den Augen des Mannes, der so viel erlitten hat.

„He Milano, das hat ja prima geklappt. Wir sind die Besten, die Größten, die Tollsten", Victor rennt vor Freude um Milano herum.

„Stimmt Victor und jetzt machen wir eine lange Pause und lassen uns feiern." Milano ist schon auf dem Weg zu den anderen Hunden.

„Also kaum haben die mal was gearbeitet, schon flippen sie aus", grummelt Benji

„Das habt ihr toll gemacht, könnt ihr mir nicht bei Franziska helfen, ich komme da nicht weiter?", fragt Strolchi.

„Nein, wir müssen uns erholen, wir sind Windhunde ohne Helfersyndrom", antwortet Milano.

„Erzähle nicht so eine Scheiße, wir Windhunde halten zusammen und weil ich die Franziska kenne und sie eine Freundin von meinem Frauchen ist, helfe ich gerne und deshalb müsst ihr auch dabei sein. Aus Solidarität zu mir, verstehst du?" Picolina zieht Milano am Hals, das hat sie als Welpe oft getan.

„ Ich bin aber völlig erledigt, die mentale Kontaktaufnahme mit den Menschen strengt mein Gehirn sehr an, die anderen Hunde behaupten doch so oft, dass wir Windhunde im Verhältnis zu unserer Größe ein kleines Gehirn hätten", verteidigt sich Milano.

„ Was glaubst du? Bist du intelligenter als eine Spitzmaus?", fragt Strolchi.

„ Eine blöde Frage, klar bin ich klüger", erwidert Milano beleidigt.

„ Also sagt dein angeblich kleines Gehirn nichts über deine Intelligenz aus, denn bei der Spitzmaus ist das Verhältnis zwischen Gewicht und der Größe Ihres Gehirns am optimalsten und die ist nun wirklich nicht das intelligenteste Tier auf der Welt. Deshalb kannst du dich nicht auf dein kleines Gehirn berufen, hast du das kapiert?", Strolchi hat mit Frauchen viele Fernsehsendungen über die Wunder der Welt gesehen.

Bevor Milano noch weitere Ausreden einfallen schleicht sich Bello heran, der von der Diskussion nichts mit bekommen hat.

„ Hallo alle zusammen, ich kenne einen neuen Witz. Setzt sich ein Junge mit seinem Cockerspaniel im Zug neben eine vornehme Dame. Meint die Dame nach einer Weile grantig: "Nun ziehe schon endlich deinen Hund zu dir, ich spüre schon Flöhe auf mir herum tanzen!" Darauf der Junge zu seinem Hund: "Komm' weg da Struppi! Die Frau hat Flöhe!"

„Bello verzieh dich, wir sprechen über was Wichtiges", ruft Victor dem Witzeerzähler hinterher, der sich davon macht und neue Opfer sucht.

„Also gut, wenn Picolina darauf besteht, helfe ich dir Strolchi, aber später." Milano gibt nach.

25

Belina ist schon ganz aufgeregt, sie erzählt heute ihre Lebensgeschichte.

„Meine Eltern lebten schon bei Elisabeth, die Assistenzhunde ausbildete, als ich geboren wurde. Bevor wir Welpen zu dieser Ausbildung zugelassen werden, kommen wir zu Pflegepersonen. Ich kam zu Jannie, die gerade von ihrem Ehemann auf übelste Art und Weise verlassen wurde und zu Dorli, auch ein Golden Retrievermädchen. Jannie war sehr lieb zu mir, sie war überhaupt lieb zu allen Tieren. Da gab es noch ein Pferd, eine Katze und Hühner. Einmal in der Woche fuhren wir zu der Trainerin, denn ein bisschen musste ich jetzt schon lernen. Ich war immer ein sehr ruhiger, folgsamer und etwas schüchterner Hund, das nutze Dorli oft aus, drängte sich in den Vordergrund und wurde meistens zuerst gestreichelt.

Mein Frauchen arbeitete damals zusammen mit ihrem Sohn als Maklerin. Jeden Morgen, Mittag und Abend ging sie lange mit uns Gassi, zwischenzeitlich lebten wir im Heizungsraum, der sehr groß war. Beim Gassi gehen rannte ich zum Fluss und suchte Steine, beobachtete die Wellen oder die Fische.

Als unsere Katze Junge bekam, habe ich der Mutter geholfen, die vielen Babys groß zu ziehen, das habe ich auch mit Dorli´s Jungen gemacht, es waren 10 junge Golden Retriever.

Nach einem Jahr sollte ich zurück zu meiner Ausbilderin, die mich zunächst als Assistenzhund ausbildete, dann aber beschloss, mich zur Zucht zu verwenden. Nachdem ich 10 Hundebabys geboren hatte fragte Elisabeth die Jannie, ob sie mich behalten will, sie hätte genügend Zuchttiere.

Huchju, ich durfte zurück zu Jannie und Dorli und dort bleiben. Später sagte Jannie zu mir, dass meine Babys alle ausgebildet wurden, zwei so gar in Kalifornien. Da war ich mächtig stolz.

Ich lebte sehr glücklich mit meinem Frauchen, deren Kinder und Enkel. Ihr Sohn, mit dem sie zusammen arbeitete kaufte sich ein Schwein, ging mit ihm spazieren und joggen, das fiel auf und so kam er ins Fernsehen. Ich war bei den Filmaufnahmen dabei und erlebte wie der Sohn das Schwein vorher badete und mit Sonnencreme einrieb. Das war sehr lustig.

Einmal sind wir alle umgezogen in ein schrecklich herunter gekommenes Haus, in das Frauchen sehr viel Arbeit steckte. Sie hörte mit dem Arbeiten auf, weil ihr Sohn sehr krank wurde. Der wohnte einige Zeit mit uns in dem Haus, später zog er in eine Wohnung für Behinderte, kam aber jedes Wochenende zu uns. In dem neuen Haus lebte auch das Pferd, die Katze, die Hühner, neu waren die Ziege, Gänse, ein Hase und ein Meerschweinchen, die beiden letzten gehörten einer Freundin von Jannie, die keinen Platz für die beiden hatte.

Jeden Tag gingen wir zum Wasser oder waren bei den Ausritten dabei.

Mein tollstes Erlebnis hatte ich in England. Da bin ich, nachdem Dorli ganz sanft in der Küche unseres Hauses gestorben ist, mit Frauchen und deren Tochter mit einem Luft Boot gefahren. Das zischte unglaublich schnell über das Meer. Zuerst wurde mir so schlecht und schwindelig, aber dann gewöhnte ich mich daran und hatte großen Spaß. Ich wäre ja zu gerne ins Wasser gesprungen, da Frauchen das ahnte, hat sie mich angeleint.

Zwei Jahre später, in denen ich endlich im Mittelpunkt stand, bekam ich Schmerzen in den Gelenken und am Rücken. Als alle Schmerzmittel nichts mehr halfen hat Frauchen mich in den Hundehimmel gehen lassen."

26

„He, alle mal her hören, der Boss will uns alle sprechen." Moppi kommt mit hängender Zunge angerannt.

„Worum geht es denn?", fragt Picolina

„Bin ich der Herold? Keine Ahnung", ruft Moppi und ist schon weiter zu den nächsten Hunden.

Innerhalb von einer Stunde haben sich alle beim Boss eingefunden.

„Wir müssen eine wichtige Entscheidung treffen. Der Boss vom Menschenhimmel und ich haben überlegt, ob wir zwischen den beiden Himmeln eine Brücke erschaffen, damit sich Menschen und Hunde jederzeit besuchen können. Was haltet ihr davon?", fragt der Boss

„Auf keinen Fall, dann kommt mein Tierarzt." Don Juan ist völlig außer sich vor Entsetzen.

„Ich bin dagegen, dann muss ich mein grausames Herrchen, den Jäger, wieder sehen." Rudi zittert schon bei dem bloßen Gedanken.

„Wie soll das gehen, kommen alle Menschen, egal ob die Hunde mögen oder nicht? Dann hätten wir ja gleich auf der Erde bleiben können", fragt Moppi besorgt.

„Toll, ich habe dann mehr Zuhörer für meine Partywitze", freut sich Bello.

„Du Blödian, die verstehen dich doch nicht", schimpft Svenja ihren Freund aus.

„Ja, wie ist das, können die mit uns reden. Menschen, die Hunde lieben und welche hatten, die verstehen uns, aber was ist mit den anderen?", will Victor wissen.

„Ich bin dafür, dann treffe ich Frauchens Mutti, die war nett zu uns. Wenn Frauchen bald da ist, dann kann sie mich jeden Tag besuchen, Frauchen hat immer gesagt, dass sie nur in den Hundehimmel will." Picolina ist ganz aufgeregt.

„Die Idee ist gut, wenn mein Frauchen kommt, dann kann ich ihr von Angesicht zu Angesicht die Leviten lesen", lacht Strolchi.

„Ich weiß nicht so recht, bei den vielen Ausstellungen habe ich oft Idioten getroffen, die will ich hier nicht mehr sehen", sagt Milano.

„Ich möchte mein Herrchen gerne hier treffen, dann kann ich noch mal versuchen, ihm Manieren beizubringen und das Lügen abzugewöhnen", schmunzelt Lancelot.

„Nein, nein und nochmal nein, ich will meine Besitzer nie wiedersehen." Rick, der ausgesetzt wurde, stehen die Tränen in den treuen braunen Augen. Rick hat vorübergehend die Unterhaltung mit Benji vergessen.

„Mein Frauchen ja, den Rest der Menschheit nein danke", bemerkt Benji kurz und bündig.

„Lasst sie doch alle herein, ich treibe sie zusammen und ihr könnt mit denen machen, was ihr wollt." Sir Henry der Hütehund sieht das sehr pragmatisch.

„Ob mich meine Besitzer wieder erkennen? Ich bin 50 Jahre hier und die sind auch schon lange tot", sinniert Tapsi.

„Mein Frauchen will noch sehr lange leben und wenn sie tot ist, will sie mit ihren Freundinnen und der Familie zusammen sein, die wird vor lauter reden gar keine Zeit für mich und Dorli haben", sagt Belina.

„Ich finde, wir müssen das von einer höheren Warte aus sehen. Jeder denkt jetzt nur an seine Besitzer, das alleine kann es nicht sein. Ist es generell sinnvoll, Menschen und Hunde auf ewig über eine Brücke zu verbinden. Ich werde darüber meditieren." Susi legt sich auf den Rücken und beginnt sofort mit Yoga und Meditation.

„Die spinnt", meint Samiran.

„Sie hat Recht. Da werden ja nicht nur unsere Besitzer kommen sondern viele andere Menschen, auch aus anderen Kulturen, die ein ganz anderes Verhältnis zu Tieren in unserem Fall zu Hunden haben.

Was tun wir, wenn Leute kommen, die zum Beispiel meinen, das hier sei ein Zirkus und Kunststücke erwarten, oder unterhalten sich darüber, wie sie uns als leckere Mahlzeit zubereitet hätten oder wie sie uns am besten für ihre Zwecke verwenden können?

Ich denke da an die Menschen, die für ihren Krieg Hunde mit Munition ausgestattet haben, die Hunde an die Kette legen, die uns, wenn wir unsere Aufgaben nicht mehr erfüllen können an einem Baum aufhängen, da gibt es noch viele Beispiele. Ihr kennt diese Geschichten von den Hunden, sie haben uns das alles erzählt und die wollen auch nicht, dass die Menschen, die ihnen das angetan haben hierher kommen.

Wir müssen Kriterien finden, es dürfen nicht alle Menschen über die Brücke gehen." Wasti, der lange Dackel, hat intensiv über dieses Problem nachgedacht.

„Selbst wenn wir solche Kriterien fänden, wie können die an jedem einzelnen Menschen überprüft werden?", fragt Sir Henry.

„Solche Kriterien müssen die Menschen dann auch erstellen, die wollen sicher auch nicht jeden Hund wiedersehen, denkt mal an die, die gebissen oder so gar getötet wurden, das gibt es ja auch", gibt Svenja zu Bedenken.

„Wenn die Menschen ihre Kriterien und wir die unseren aufgestellt haben, werden diese den Bossen mitgeteilt, die dann darüber abstimmen lassen, so was nennt man glaube ich Demokratie, habe ich von meinem Herrchen erfahren, der war mal Politiker", erklärt Tapsi.

„Also müssen wir uns um unsere Kriterien kümmern und auch darum, wie die überprüfbar sind. Ich bin für Gesichtskontrolle, an den Augen der Menschen erkenne ich deren Charakter", schlägt Rudi vor.

„Das können vielleicht viele von uns, aber nicht alle. Das bedeutet du und einige Hunde müssen stundenlang an der Brücke stehen und jedem Menschen in die Augen schauen. Willst du dir das antun?", fragt Picolina.

„Nein, nicht wirklich. So weit habe ich nicht nachgedacht." Rudi schüttelt sich angewidert von dieser Vorstellung.

„Ich kann das Böse riechen, aber das will ich auch nicht den ganzen Tag machen", sagt Benji, der reichlich Erfahrung mit bösen Menschen hatte.

„Die tierliebenden Menschen sollen eine rosa Schleife tragen, denn Kleider machen Leute und sagen viel über ihren Charakter aus." Das kann nur Bello vorschlagen.

„Bello, du redest Unsinn. Als du die Lederhosen getragen hast, warst du da ein echter Bayer?" Svenja schüttelt den Kopf.

„War ja nur so eine Idee", murmelt Bello beschämt.

„Wie ist das eigentlich mit den Menschen, die in den Himmel kommen? Müssen die nicht alle gut sein? Wenn die auf Erden böse Dinge getan haben, dann sind die doch woanders, vielleicht wirklich auf dem Planeten Neptun, wie Benji sagt, oder in einer anderen Hölle, wie die frommen Leute glauben. Sollte das stimmen, dann brauchen wir keine Kriterien", wirft Rick in die Diskussion ein.

„Da fällt mir ein, dass es ja auch noch das Fegefeuer geben soll, wenn die da wieder herauskommen, sind sie geläutert." Milano hat das bei einer Unterhaltung in Polen aufgeschnappt.

„Das sind Ammenmärchen, die sich einige Menschen im Laufe der Geschichte ausgedacht haben, um andere Menschen zu unterdrücken, die haben dann alles getan, was die Herrschenden wollten, damit sie nicht in die Hölle kommen, ihr ganzes Leben lang abgeschuftet, damit die Reichen noch reicher werden, nur das gesagt, was sie durften, denn Oberhäupter dulden keine andere Meinung, sich in den Kriegen, die nicht ihre waren, abschlachten lassen, damit die Regierenden noch mehr Länder unterdrücken, ausbeuten oder zu ihrem Glauben zwingen konnten.

Es gibt nur ganz wenige Glaubensgemeinschaften, die das Töten von allen Lebewesen auch Tieren und Pflanzen verbieten und sich daran halten, das ist zum Beispiel der Jainismus.

Wenn ein Lebewesen stirbt kommt es in den Himmel, denn kein Lebewesen wird böse geboren, sie werden dazu gemacht. Hier arbeiten wir mit denen, die auf Erden, egal aus welchem Land, egal von welcher Religion, die wichtigsten Gebote missachtet haben, wie du sollst nicht töten, nicht quälen, nicht lügen, nicht stehlen, nicht betrügen und andere Menschen so behandeln, wie du selbst behandelt werden möchtest, so lange bis sie so zu sagen geläutert sind, ihre diesbezüglichen Taten bereuen und fortan nach diesen Geboten im Himmel handeln.

Bei eventuellen Rückfällen, beginnt die Unterweisung von vorne. In dieser Zeit kommen sie nicht mit den anderen Himmelsbewohnern in Berührung. Man könnte sagen, es gibt auch im Himmel eine Art "Isolationshaft", uns ist bis heute leider noch kein anderes System eingefallen, aber wir arbeiten daran. Auch der Himmel ist nicht vollkommen.

Ich erkläre euch das, damit ihr keine Angst vor den Menschen habt, die über die Brücke kommen können", der Boss hat lange den Hunden zugehört und mischt sich damit in die Diskussion ein.

„Aber hallo Boss, wenn du das schon früher gesagt hättest, wäre uns ein Großteil der Diskussion erspart geblieben", Benji kann wieder mal sein vorwitziges Maul nicht halten.

Picolina zwickt Benji ins Bein „Benji so kannst du doch nicht mit dem Boss reden!"

„Das ist schon in Ordnung", erwidert der Boss, „hier herrscht Meinungsfreiheit und Benji hat schon Recht. Ich wollte eure Ängste, Hoffnungen, also eure Meinungen hören. Es könnte etwas dabei sein, was ich nicht bedacht habe. Ihr wisst ja, ich bin nicht allwissend.

Don Juan, Tierärzte können nur dann über die Brücke, wenn sie niemals aus Geldgier, sondern nur zum Wohl des Tieres eine Untersuchung oder eine Operation durchgeführt haben. Glaube mir, sobald die Menschen im Himmel angekommen sind, wissen alles über sie, dazu haben wir einen speziellen Scanner entwickelt.

Wasti, du hast dir großartige Gedanken gemacht. Es gibt nur einen Ort im ganze Universum, auf dem alle Lebewesen gleich sind, wo nur die von mir erwähnten Gebote gelten und wo diesbezüglich keine Kompromisse gemacht werden, das ist der Himmel, denn ganz ohne Regeln ist ein friedliches Zusammenleben von so unterschiedlich Individuen nicht möglich.

Victor, im Himmel sprechen alle dieselbe Sprache", ergänzt der Boss sein Ausführung.

„Prima, dann kommt unser Tierarzt nicht so schnell hierher", freuen sich Picolina und Don Juan, die den gleichen geldgeilen Tierarzt hatten.

Wasti ist ganz verlegen, weil der Boss ihn so gelobt hat.

„Svenja, du hast auch recht, die Menschen diskutieren auch über die Brücke. Sie werden darüber informiert, dass alle Hunde, die auf Erden zu bösen Hunden gemacht wurden, im Gegensatz zu den Menschen, mit Eintritt in den Hundehimmel alles was sie böses gelernt haben, sofort ablegen. Sie werden so, wie sie eigentlich sein sollten, wenn der Mensch nicht hineingepfuscht hätte", mit einem

Seitenblick auf Benji sagt der Boss noch „einige Hunde riskieren manchmal eine große Schnauze, aber das ist alles."

„Warum geht das bei den Menschen nicht auch so, du hast gesagt, kein Lebewesen wird böse geboren, sie werden dazu gemacht?", will Susi wissen.

„Das ist eine gute Frage. Tiere handeln mehr nach dem Instinkt, auch wenn sie andere Tiere töten, dann nur um zu Überleben, niemals aus einem anderen Grund, es sei denn ein Mensch hat sie manipuliert.

Die Menschheit hat sich ja bekanntlich aus einer Zelle entwickelt, was aber die wenigsten wissen, sie ist uns aus Versehen zu früh auf den Planeten Erde gefallen und zwar vor ihrer Vollendung, sonst wären die Menschen anders, ja ich behaupte besser geworden. Damals haben sie gejagt um zu überleben, Höhlen so eingerichtet, dass alle ein zu Hause hatten, das Feuer entdeckt, nicht erfunden, wie manche behaupten, Essbares angepflanzt, sich vor wilden Tieren, die auch nur überleben wollten, geschützt und sich gegenseitig geholfen. Sie haben sich nur das von der Natur genommen, was sie wirklich zum Leben brauchten.

Leider war wie gesagt die Zelle noch nicht fertig, ein Gen war zu viel, nämlich das Gen nie zufrieden zu sein, immer mehr zu wollen, wir wollten es noch eliminieren. Es war ein Fehler, den wir zutiefst bereuen, aber nicht rückgängig machen können. Das hat was mit Evolution, Mutation und

Vererbung zu tun, da können wir nicht mehr eingreifen ohne die gesamte Menschheit auszulöschen, das besorgen sie schon irgendwann selbst. Jetzt müssen wir hier so zu sage unsere Fehler korrigieren, denn dieses ewig mehr zu wollen ist der Ursprung allen Übels" beantwortet der Boss Susis Frage.

„Können wir jetzt mal zur Abstimmung kommen? Ich bin schon ganz steif von dem vielen Sitzen." Milano will mit Picolina los rennen.

„Sehr gute Idee, ich muss Svenja noch ein paar Witze erzählen", sagt Bello.

„Ich habe ein Rendezvous mit einer scharfen Whippethündin." Typisch Don Juan.

„Gut, wenn keiner mehr Fragen hat, dann stimmen wir ab", entscheidet der Boss.

Mit einer überwältigenden Mehrheit wird die Einrichtung der Brücke beschlossen, die Hunde, die ihre Pfoten nicht gehoben haben, sind schon eingeschlafen oder haben nicht zugehört.

27

Dreieinhalb Wochen später.

„Hallo Desi, hier bin ich", ruft Picolina.

„Picolina, wo bin ich?" fragt Desi sehr ängstlich.

„Was glaubst du?" antwortet Picolina.

„Frauchen hat immer gesagt, ich verspreche dir den Hundehimmel. Bin ich im Hundehimmel?" Desi ist unsicher.

„Du weißt doch, Frauchen hält ihre Versprechungen.

Komm Desi, ich zeige dir den Hundehimmel."

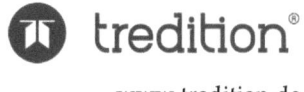

Über tredition

Der tredition Verlag wurde 2006 in Hamburg gegründet. Seitdem hat tredition Hunderte von Büchern veröffentlicht. Autoren können in wenigen leichten Schritten print-Books, e-Books und audio-Books publizieren. Der Verlag hat das Ziel, die beste und fairste Veröffentlichungsmöglichkeit für Autoren zu bieten.

tredition wurde mit der Erkenntnis gegründet, dass nur etwa jedes 200. bei Verlagen eingereichte Manuskript veröffentlicht wird. Dabei hat jedes Buch seinen Markt, also seine Leser. tredition sorgt dafür, dass für jedes Buch die Leserschaft auch erreicht wird

Autoren können das einzigartige Literatur-Netzwerk von tredition nutzen. Hier bieten zahlreiche Literatur-Partner (das sind Lektoren, Übersetzer, Hörbuchsprecher und Illustratoren) ihre Dienstleistung an, um Manuskripte zu verbessern oder die Vielfalt zu erhöhen. Autoren vereinbaren unabhängig von tredition mit Literatur-Partnern die

Konditionen ihrer Zusammenarbeit und können gemeinsam am Erfolg des Buches partizipieren.

Das gesamte Verlagsprogramm von tredition ist bei allen stationären Buchhandlungen und Online-Buchhändlern wie z. B. Amazon erhältlich. e-Books stehen bei den führenden Online-Portalen (z. B. iBookstore von Apple) zum Verkauf.

Seit 2009 bietet tredition sein Verlagskonzept auch als sogenanntes "White-Label" an. Das bedeutet, dass andere Personen oder Institutionen risikofrei und unkompliziert selbst zum Herausgeber von Büchern und Buchreihen unter eigener Marke werden können.

Mittlerweile zählen zahlreiche renommierte Unternehmen, Zeitschriften-, Zeitungs- und Buchverlage, Universitäten, Forschungseinrichtungen, Unternehmensberatungen zu den Kunden von tredition. Unter www.tredition-corporate.de bietet tredition vielfältige weitere Verlagsleistungen speziell für Geschäftskunden an.

tredition wurde mit mehreren Innovationspreisen ausgezeichnet, u. a. Webfuture Award und Innovationspreis der Buch-Digitale.

tredition ist Mitglied im Börsenverein des Deutschen Buchhandels.

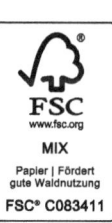

Zeitfracht Medien GmbH
Ferdinand-Jühlke-Straße 7
99095 Erfurt, Deutschland
produktsicherheit@kolibri360.de